临床肿瘤免疫治疗

马丽华　著

汕头大学出版社

图书在版编目（CIP）数据

临床肿瘤免疫治疗 / 马丽华著. -- 汕头 ：汕头大学出版社，2022.9
ISBN 978-7-5658-4819-3

Ⅰ．①临… Ⅱ．①马… Ⅲ．①肿瘤免疫疗法 Ⅳ．①R730.51

中国版本图书馆CIP数据核字(2022)第182499号

临床肿瘤免疫治疗

LINCHUANG ZHONGLIU MIANYI ZHILIAO

作　　者:	马丽华
责任编辑:	陈　莹
责任技编:	黄东生
封面设计:	中图时代
出版发行:	汕头大学出版社
	广东省汕头市大学路 243 号汕头大学校园内　邮政编码： 515063
电　　话:	0754-82904613
印　　刷:	廊坊市海涛印刷有限公司
开　　本:	710mm×1000 mm　1/16
印　　张:	7.25
字　　数:	120 千字
版　　次:	2022 年 9 月第 1 版
印　　次:	2023 年 1 月第 1 次印刷
书　　号:	ISBN 978-7-5658-4819-3
定　　价:	68.00 元

作者简介

马丽华，女，中共党员，本科学历，1980年10月出生，山东省济宁市人。2007年7月毕业于济宁医学院临床医学专业。2008年01月至邹城市中医院肿瘤科工作至今。2014年晋升为主治医师。2017年在山东省千佛山医院肿瘤进修放化疗。从事肿瘤综合治疗13年。现担任山东省疼痛医学会肿瘤放疗委员会委员、济宁市医学会肿瘤分会委员等社会兼职。擅长运用放射治疗、联合化疗、靶向治疗、免疫治疗及中医中药治疗，"五位一体"综合治疗各种实体瘤，包括：肺癌、食管癌、胃癌、结直肠癌、乳腺癌、宫颈癌、卵巢癌、鼻咽癌及下咽癌等。

前　言

手术、放疗和化疗三大常规疗法为肿瘤患者的治疗做出了巨大贡献。然而，我国每年仍有约 200 万人死于癌症。究其原因，其一是缺乏早诊早治，其二是常规疗法的发展已进入瓶颈期。伴随着封闭免疫负调控的抗 CTLA-4、抗 PD-1 抗体和 CAR-T 在临床治疗肿瘤的研究中获得显著疗效，人们已开始对免疫治疗有了新的认识。这些重大突破使肿瘤免疫治疗无用的理念被终止，而且肿瘤免疫治疗的发展仅仅处于一个好的开端，待发展的潜力巨大。三大常规疗法与免疫治疗的联合应用已显示出互补的优势。有效免疫治疗的介入也将会逐渐改变肿瘤的治疗原则，能提高疗效，更符合中医扶正祛邪的理念。

世界上每年都会有大量的抗肿瘤药物上市，但肿瘤的发病率和病死率仍越来越高，肿瘤的治疗仍处于停滞不前的状态。当细胞毒性化疗药物将大部分肿瘤细胞都摧毁后，少量对这种药物有抗性的细胞仍有能力成为新的肿瘤灶。更糟的是，这种肿瘤对先前有效的治疗不再产生反应，因为肿瘤细胞在细胞毒性药物的选择性压力下会产生抗性。实际上，选择的概念构成理解这种疾病的重要内容，即在正常致死条件下存活而被选择出来的那部分肿瘤细胞，导致了肿瘤的复发和发展。

而免疫治疗特别适合于清除这部分化疗或放疗很难杀灭的肿瘤细胞（静止期细胞或肿瘤干细胞），因此通过免疫治疗将有助于延长患者的无瘤生存期。事实上，即使这种治疗并没有治愈肿瘤，而是将肿瘤细胞逆转为类似于 HV 感染那样的亚临床状态，这也是值得称颂的。根据免疫治疗的反应，明确知道肿瘤在发生过程中能够逃脱激活的免疫系统的监控的情况下，该过程的具体机制就成了问题的关键，以便让这种平衡向免疫系统倾斜。

本书主要内容：介绍了肿瘤免疫机制、肿瘤免疫治疗的靶标及肿瘤免疫治疗的策略，阐述肿瘤细胞如何从免疫监视到免疫逃逸而发展成肿瘤，分析肿瘤发生发展过程中的免疫分子学机制，从免疫的视觉来寻找可能的靶点，并如何优化这些靶点，以便能更好地针对这些靶点进行治疗。

在本书编写过程中，参考了很多专家的资料，在此深表感谢，由于时间仓促，书中难免有不足之处，敬请读者批评指正。

作　者

2022 年 1 月

目　录

第一章　免疫系统的基本组成和功能

免疫系统是人和高等动物识别自我和非我，引发免疫应答、执行免疫效应和最终维持自身免疫稳态的组织系统。免疫系统包括免疫器官、免疫细胞和免疫分子。与免疫系统有关的细胞和体液因子又分为先天性免疫和获得性免疫两个相关的功能系统。先天性免疫又称非特异性免疫，是与生俱来的、可遗传的，在同一种系的不同个体间无明显差异，初次接触即可发挥效应。因此，任何非自身物质，无论是起源于病毒感染，还是来源于另一个个体（例如移植），都会被效应细胞非特异性识别并进行杀伤，发挥非特异性杀伤的细胞有巨噬细胞、自然杀伤细胞等。获得性免疫又称特异性免疫，是一个更复杂的免疫系统，是指机体与所识别的抗原物质相互作用，发生免疫应答而建立和得到加强的免疫力，其特点是后天获得的，具有针对性、免疫记忆性，但不能遗传，个体差异性显著。特异性免疫由淋巴细胞、抗体和细胞因子等组成，其作用机制复杂，根据其主导成分不同又可分为细胞免疫和体液免疫。细胞免疫是指由致敏 T 细胞介导的、淋巴因子及其他辅佐细胞参与共同完成的免疫，其特点是出现以细胞浸润为主的炎症反应或 T 淋巴细胞直接杀伤靶细胞的特异性细胞毒作用。体液免疫为 B 细胞介导的免疫，B 细胞受抗原刺激后活化、分化和增殖，形成浆细胞并分泌抗体，发挥体液免疫效应。细胞免疫和体液免疫都是机体特异性免疫形式，在机体免疫应答的过程中又常常存在交叉。

第一节　免疫器官

免疫器官主要分为中枢免疫器官和外周免疫器官。中枢免疫器官是免疫细胞产生、发育，接受抗原刺激（主要是自身抗原，与自身免疫耐受的形成有关）和分化、成熟的场所，即执行生成免疫细胞的功能，并对外周免疫器官的发育起主导作用。中枢免疫器官包括胸腺和骨髓，鸟类还有腔上囊。外周免疫器官又称二级免疫器官，是成熟淋巴细胞定居的场所，也是这些淋巴细胞对外来抗原产生免疫应答的部位之一。外周免疫器官包括淋巴结，脾脏、扁桃体和黏膜淋巴组织等。

一、中枢免疫器官

中枢免疫器官是免疫细胞由不成熟发育为成熟并具有免疫功能细胞的场所。

（一）骨髓

由骨髓基质细胞构成微环境，多能造血干细胞在骨髓中增殖，生成更多的造血干细胞（hemopoietic stem cell，HSC）。HSC 分化、发育，成熟为粒细胞、单核细胞、红细胞、血小板及 B 细胞。骨髓是 B 细胞生成部位，从胚胎发育后期开始，直至出生后所有时期，骨髓是从 HSC 分化发育为功能性 B 细胞的唯一器官。

在骨髓中，多能 HSC 分化为淋巴干细胞（lymphoid stem cell，LSC），或稍后期的淋巴样粗细，它们可随血流迁入胸腺，发育为功能性 T 细胞。

（二）胸腺

胸腺是由胸腺基质细胞（thymic stromal cell，TSC）与胸腺细胞组成，是 T 细胞，尤其是 $\alpha\beta^+$T 细胞发育的场所。LSC 迁入胸腺，进行分化，分化为 $\alpha\beta^+$T 及 $\gamma\delta^+$T 细胞。在胸腺内，约 95% 以上的胸腺细胞死亡，只有不足 5% 的细胞存活，分化为成熟的辅助性 T 细胞（helper T cell，Th）及细胞毒 T 细胞（cytotoxic T cell，CTL），输出胸腺，定位至外周淋巴器官及组织。

胸腺微环境 TSC 与胸腺细胞相互作用，在导致功能性 T 细胞的生成中至关重要。在裸鼠，TSC 缺陷，无胸腺细胞，则无 T 细胞生成。TSC 致 95% 以上的 TCRαβ⁺胸腺细胞死亡，可显著消除自身抗原应答性 T 细胞，减少自身免疫疾病的发生。

二、外周免疫器官

（一）淋巴结

淋巴结分皮质区及髓质区。皮质区的浅层由淋巴滤泡及散在的淋巴细胞组成，其主要是 B 淋巴细胞，富含滤泡树突状细胞，亦有少量的巨噬细胞及 Th 细胞，故称为 B 细胞区。皮质区的深层称为副皮质区，主要由 T 细胞组成，富含树突状细胞及少量的巨噬细胞，故副皮质区为 T 细胞区。先天性低免疫球蛋白症遗传病患者，B 细胞区缺陷；先天性胸腺发育不全的患者，T 细胞区缺陷。当 B 细胞对抗原应答时，细胞增殖，B 细胞区扩大；当 T 细胞对抗原应答时，T 细胞增殖，T 细胞区扩大。淋巴结内的髓质区由淋巴索和淋巴窦组成。淋巴索即为致密聚集的淋巴细胞，主要为 B 细胞、浆细胞、一些 T 细胞及巨噬细胞。在髓质区的门处为血管进出口处及输出淋巴管的出口处。淋巴结内 T 细胞约占 75%，B 细胞约占 25%。淋巴结有淋巴循环和血液循环双重系统。经淋巴结内的淋巴循环，将体表或内脏的病原体及异物引流至局部淋巴结，在淋巴结内通过巨噬细胞吞噬，清除病原体及异物，再将"清洁"的淋巴液由输出淋巴管输出，从而在淋巴结内完成过滤作用。淋巴结内的 Mφ 为成熟的抗原递呈细胞，向 T、B 细胞提呈抗原肽，使它们活化。T 细胞活化后，克隆扩增，分化为效应 T 细胞，B 细胞活化后分化为浆细胞或记忆 B 细胞。浆细胞分泌的 Ab 随淋巴流及血流，分布于全身各处。效应 T 细胞不仅在淋巴结内的局部起作用，更与 T 及 B 免疫记忆细胞一起，输出淋巴管，经胸导管入血流，再分布全身，在全身起作用。

（二）脾

脾是体内最大的外周淋巴器官。脾按解剖结构分为白髓及红髓，白髓由密集的淋巴细胞组成，红髓由脾索及血窦组成。脾内有血液循环，但无淋巴循环。血液中的病原体及异物经血液循环带到脾，被巨噬细胞过滤清除；或降解为抗原（antigens，Ag）分子后，活化 T 细胞及 B 细胞，进行特异免疫应答。

在脾中，B 细胞与 T 细胞亦分隔定位于不同区域。包绕中央小动脉的淋巴鞘为 T 细胞区，主要由 T 细胞、树突状细胞及少量的巨噬细胞组成，此区相当于淋巴结内的副皮质区。在小动脉淋巴鞘的外周有淋巴滤泡，它主要由 B 细胞及少量的巨噬细胞组成，为 B 细胞区。在 T 和 B 细胞区之间有冠状带，内含 T 细胞、B 细胞及巨噬细胞。被 Ag 活化过的 Th 细胞，经冠状带进入淋巴滤泡，进行 T-B 细胞相互协同作用。

脾中抗原来源于血液循环，淋巴细胞及病原体等进入白髓淋巴组织，这与淋巴结中抗原来源于淋巴循环不同。在脾的脾索中有丰富的巨噬细胞，血窦中也有巨噬细胞，能有效直接清除病原体及衰老红细胞，而起重要的滤过作用。

脾中 T 细胞约占 35%，B 细胞约占 55%，约 10% 为巨噬细胞。当被血流来源的 Ag 刺激后，T 细胞及 B 细胞经克隆扩增，数目明显增加，致 T 细胞、B 细胞区体积扩大，脾体积也相应扩大。

（三）黏膜伴随的淋巴组织

在呼吸道，肠道及泌尿生殖道的黏膜上皮细胞下，均聚集有无包膜的淋巴组织，这些淋巴组织或较为弥散地分布于肺及小肠黏膜固有层，或形成完整的淋巴滤泡，如扁桃体、小肠的派氏集合淋巴结及阑尾。这些淋巴组织内有 B 细胞、浆细胞、巨噬细胞及 T 细胞，受局部入侵病原体的激活，除执行固有免疫外，还活化 B 细胞分化为浆细胞，分泌 IgA 型抗体，输至局部腔道，执行局部特异免疫作用。

在小肠黏膜上皮细胞间存在一类 T 细胞，称上皮内淋巴细胞（intraepithelial lymphocyte，IEL），其中除 $\alpha\beta^+$T 细胞外，$\gamma\delta^+$T 细胞较多，占 10% ~ 40%。局部肠道细胞的胞壁多糖或类脂 Ag，可直接活化 $\gamma\delta^+$T 细胞，执行固有免疫应答；亦经与抗原提呈细胞表达的 CD1 分子结合，活化 $\alpha\beta^+$T 细胞，执行特异性免疫应答。

第二节　免疫细胞

免疫细胞泛指所有参与免疫应答或与免疫应答有关的细胞，包括执行适应性免疫功能的 T 细胞、B 细胞及抗原提呈细胞和执行固有免疫功能的 NK 细胞、单核吞噬细胞、B1-B 细胞及其他细胞（如中性粒细胞、嗜酸性粒细胞、嗜碱性粒细胞、肥大细胞等）。免疫细胞是免疫系统的重要组成部分，参与和调节天然免疫和获得性免疫。

免疫细胞中的 T、B 细胞表面具有抗原识别受体，识别抗原后能活化、增殖和分化，介导特异性免疫应答，所以 T、B 细胞又称免疫活性细胞（immune competent cell，ICC）或抗原特异性淋巴细胞，是介导细胞免疫和体液免疫的主要成分。而其他免疫细胞，或者在特异性免疫应答中发挥调节和辅助作用，协助 T、B 细胞完成对抗原的免疫应答，或者参与天然免疫。

一、淋巴细胞

（一）T 淋巴细胞

T 淋巴细胞简称 T 细胞，因成熟于胸腺而得名，是最重要的免疫细胞。T 细胞的主要功能是介导细胞免疫，调节机体的免疫功能。T 细胞来源于骨髓干细胞（胚胎期来源于卵黄囊和胚肝），在胸腺中发育和分化，成熟后离开胸腺进入外周免疫器官的胸腺依赖区定居，并循血液组织→淋巴→血液→淋巴细胞再循环而分布全身。T 细胞的寿命较长，可存活数年。外周血中 T 细胞占淋巴细胞总数的 65% ~ 70%。

T 细胞表面表达的 T 细胞受体（T cell receptor，TCR）是双肽链分子，按肽链编码基因不同，分为 TCRαβ 和 TCRγδ 两类。在外周，绝大部分 T 细胞表达 TCRαβ，只有 1% ~ 5% 的 T 细胞表达 TCRγδ$^+$，但在小肠黏膜下 γδ$^+$T 细胞占优势。T 细胞经 TCRαβ 识别表达在抗原提呈细胞（antigen presenting cell，APC）表面的抗原肽-主要组织相容性复合体（major histocompatibility complex，MHC）而被活化。γδ$^+$T 可直接识别并结合 Ag 分子，包括多肽及类脂分子，不需与 MHC 分子结合，不需 APC 提呈，因而在 Ag 识别方面 TCRγδ 与 BCR 相识。T 细胞的特异性免疫应答主要是由 αβ$^+$T 细胞完成。位于表皮及肠黏膜下的 γδ$^+$T 细胞，只能识别多种病原体表达的共同 Ag 成分，增殖分化为效应细胞后，能杀伤病原体感染细胞及肿瘤细胞，故 γδ$^+$T 执行的是固有免疫功能。

TCRαβT 细胞按功能不同分为两类。一类为效应 T 细胞，包括细胞毒 T 细胞（cytotoxic T cell，CTL），它们对靶细胞（病毒、细菌、感染细胞、肿瘤细胞等）施加杀伤作用。另一类为迟发型超敏性 T 细胞（delayed type hypersensitivity T lymphocyte，T_{DTH}），它介导迟发型超敏反应，当被变应原致敏的 T_{DTH} 再次接触变应原后，可释放多种细胞因子，参与迟发型超敏反应。另一类为调节 T 细胞，按调节功能不同，又分为辅助性 T 细胞（helper T cell，Th）和抑制性 T 细胞（suppressor T cell，Ts），前者经其分泌的细胞因子，正反馈调节免疫细胞功能；后者抑制其他免疫细胞功能，负反馈调节免疫应答。

T 细胞是经其自身分化为效应细胞后直接执行免疫功能的，故由 T 细胞介导的免疫称细胞介导免疫（cell-mediated immunity，CM）。

（二）B淋巴细胞

B淋巴细胞简称B细胞，因来源于鸟类法氏囊或哺乳动物的骨髓而得名。哺乳动物的B细胞来源于骨髓干细胞，并在骨髓中分化成熟。B细胞一旦成熟就会离开骨髓进入外周免疫器官的非胸腺依赖区定居，亦参与淋巴细胞的再循环。B淋巴细胞存活时间差异很大，生存期可从数日到数月，少数可达数年。人体血液中的B细胞约占外周淋巴细胞的5%~25%。

B细胞表面的B细胞受体（B cell receptor, BCR）及其分泌的抗体（antibody, Ab）均为免疫球蛋白（immunog lobulin, Ig），由同样基因编码，特异识别并结合相同的Ag，其不同之处是：BCR的Ig具有跨膜区，锚定于细胞表面；Ab的Ig没有跨膜区，而分泌至细胞外。

在抗原的刺激下，B细胞可被激活，发生分化、增殖而获得产生抗体的能力。B细胞分泌的抗体可执行多种免疫功能。Ab与Ag特异结合，可直接中和具有毒性的Ag分子，如细菌的外毒素，使之失去毒性作用。Ab结合Ag后形成复合物，易被吞噬细胞清除；Ab又可与Ag结合后再结合补体，使补体活化，杀伤病原体。基于B细胞是经分泌抗体这一可溶性蛋白分子而执行免疫功能的，故由B细胞介导的免疫称体液免疫。同时B细胞还能摄取加工和提呈抗原，是体内重要的抗原提呈细胞。

二、吞噬细胞

具有吞噬功能的细胞称吞噬细胞，包括单核吞噬细胞和中性粒细胞。

（一）单核-吞噬细胞

单核吞噬细胞来源于骨髓干细胞，发育成单核细胞后，进入血流，分布于各种组织器官，并有不同的命名。其中分布于一般组织中的单核细胞成为巨噬细胞（macrophages, Mφ）。

巨噬细胞（Mφ）具有强吞噬功能，胞内含有溶酶体及线粒体，能杀伤胞内病原体（细菌、真菌、寄生虫、病毒）。Mφ 也能吞噬、清除体内凋亡的细胞及异物。Mφ 分布于全身结缔组织中及小血管周围的基底膜，在肺（肺泡 Mφ）、肝、脾血窦、淋巴结髓窦及肾小球（间质细胞）处尤为丰富。Mφ 的这种分布特点及吞噬功能，使其具有过滤体外入侵及体内产生的有害物质（病原体、肿瘤细胞）及无用的物质（尘埃颗粒、蛋白复合分子）的作用。单核细胞在循环血内存留时间约为数个星期，然后转入组织内变为巨噬细胞，其寿命可长达数个月。

成熟的 Mφ 表达 MHC-I 类、MHC-II 类分子、协同刺激分子（B7-1、B7-2 和 CD40）。但静止状态的巨噬细胞仅表达低水平的 MHC-I 类分子，在 IFN-γ 等细胞因子的刺激下，巨噬细胞表面的 MHC-I 类分子的表达可明显增高。巨噬细胞表面还表达有 IgFc 受体如：FCγRIII（CD16），$FC_\varepsilon RH$（CD23），补体受体如：CRl（C3b 受体）和 CR3（C3b 受体）等及细胞因子受体等。在抗肿瘤免疫中，巨噬细胞具有抗原提呈功能，参与调节 T 细胞的特异性免疫应答。未活化的巨噬细胞对肿瘤细胞无杀伤作用，活化后可作为效应细胞发挥非特异性杀伤作用。但过度活化的巨噬细胞可抑制淋巴细胞的增殖，抑制 NK 和 CTL 的抗肿瘤活性。肿瘤细胞产生的许多细胞因子如：IL-4，IL-6，IL-10，MDF，TGF-β，PGE2 和 M-CSF 等，能够逆转和抑制活化巨噬细胞的细胞毒活性，诱导巨噬细胞的抑制活性。

（二）中性粒细胞

中性粒细胞又称多形核中性粒细胞（poly morphonuclear neutrophil，PMN），其胞内富含溶酶体、过氧化物酶及杀菌物质。PMN 对化脓菌有很强的吞噬和杀灭作用，结合其大量数目的存在，且随血流迅速动员至病原体入侵部位，故在固有免疫中承担主要作用。PMN 寿命短，但生成快。

三、树突状细胞

树突状细胞（dendritic cell，DC）主要由骨髓中髓样前体细胞分化而来，因而 DC 与单核吞噬细胞有共同的祖先。树突状细胞大约占血液中整个细胞群体的0.3%，是目前已知最强的专职抗原呈递细胞（antigen presenting cell，APC），它能够激发和调控机体的免疫应答。成熟的 DC 是具有长的星形突起的大细胞，在外周血及外周淋巴或非淋巴组织中数量都很少。除其独特的形态外，DC 还有一系列表型和功能上的特征，如其表面缺乏 T、B、NK 或巨噬细胞等的表面标志，却表达高密度的抗原提呈限制性分子（MHC-Ⅰ 和 MHC-Ⅱ）和共刺激分子（CD40、ICAM-1/CD54、ICAM-3/CD50、LFA-3/CD58、B7-1/CD80，B7-2/CD86 等），这些 MHC 分子和共刺激分子在肿瘤免疫过程中发挥重要作用。

（一）树突状细胞分类

树突状细胞的亚群是当今免疫学研究的热点，尚处于摸索阶段。

1. 根据组织分布特点区分

（1）并指状树突细胞又称交错树突细胞，分布于次级淋巴组织和胸腺髓质中的 T 细胞区。

（2）滤泡树突细胞仅分布于淋巴小结的生发中心，即富含 B 细胞的淋巴组织，能借抗体将大量抗原聚集于细胞突起表面，与选择 B 细胞高亲和性抗体细胞株的功能有关。这是一类起源和功能与其他 DC 不同的细胞。

（3）朗格罕细胞分布于皮肤表皮基底层和棘细胞之间，可捕获和处理侵入表皮的抗原，并能离开表皮经淋巴进入淋巴结，转运抗原或转变为交错突细胞。

（4）间质树突细胞广泛分布于多种非淋巴样器官，如心、肺、肝、肾、胃肠道。

（5）循环树突细胞在血液中仅占 0.1%，淋巴液中称为隐蔽细胞。

2. 根据起源不同区分

小鼠树突状细胞分为髓样树突细胞（myeloid DC，MDC）和淋巴样树突细胞（lymphoid DC，LDC）。MDC 和 LDC 不仅起源不同（因属于不同的谱系），而且表面标志、组织分布和功能也有差别。MDC 不表达 CD8 分子的 α 链，LDC 则为阳性；前者组织分布和迁徙规律服从于经典的树突细胞，从未成熟向成熟分化的过程，已如前所示；后者在体内一般不发生对外来抗原的摄取，因为该类 DC 一直居于胸腺和外周淋巴组织的 T 细胞区。现已提出两类 DC 分别诱导未致敏 T 细胞的活化和耐受。MDC 体现了 DC 作为专职 APC 所发挥的功能，而 LDC 诱导自身耐受的机制尚未完全阐明。人体中髓样起源和淋巴起源的树突细胞分别称为DC1 和 DC2。

稍加分析不难发现，在起源上树突细胞实际分为三类：MDC（DC1）、LDC（DC2）和 FDC。这是因为 FDC（滤泡树突细胞）的起源又可能有别于 MDC 和LDC，而且三类树突细胞的主要功能也是不同的。

（二）树突状细胞的特点

（1）能够通过吞噬作用、胞饮作用和受体介导的内吞作用而高效地捕捉抗原（如凋亡和坏死的细胞，微生物及可溶性的外源蛋白等）。

（2）具有强的运动性，能够将捕捉到的抗原从外周组织转运到初级和次级淋巴器官。

（3）能够高水平表达 MHC-Ⅰ，MHC-Ⅱ分子，与细胞内加工形成的抗原决定簇形成复合体，并表达于树突状细胞表面，为激活抗原特异的 T 淋巴细胞提供必需的第一信号。

（4）能够高水平表达共刺激分子及黏附分子，为激活抗原特异的 T 淋巴细胞提供必需的第二信号。

（5）能够合成重要的细胞因子（如 IL-12 和 IFN-α），激活多种免疫相关细胞。所以树突状细胞是最有效的抗原呈递细胞，其抗原呈递能力远远强于其他的抗原呈递细胞（如 B 细胞和巨噬细胞）。

DC 的成熟历经两个阶段。首先通过血流迁徙到外周组织和器官，DC 作为一种未成熟的状态，MHC 和 B7 分子的表达水平很低，无法行使功能，然而此时它们却可以通过吞噬作用和巨胞饮作用摄取抗原。然后进入第二个阶段，这些摄取了抗原的 DC 通过输入淋巴管进入局部淋巴结，分化为成熟的 DC，但不再具有吞噬活性。其中细胞因子如：粒细胞-巨噬细胞集落刺激因子（Granulocyte-mac-rophage colony stimutaing factor，GM-CSF）和白细胞间介素-4（Interleukin-4，IL-4）有助于动员未成熟的 DC，而肿瘤坏死因子（tumor necrosis factor，TNF）和脂多糖（lipopolysaccharide，LPS）可促进 DC 的成熟。最近研究发现，成熟 DC 由外周迁移到次级淋巴器官后，一方面能够激活 T 细胞而激发免疫应答，另一方面，在局部免疫微环境的影响下，成熟 DC 还可以进一步分化成为调节型 DC，这种调节型 DC 可通过抑制 T 细胞的增殖而抑制免疫应答。调节型 DC 是一种新型的树突状细胞亚群，虽然能够激活初始型 T 细胞，但并不能使其发生增殖。另外，这种 DC 还对成熟 DC 引起的 T 细胞增殖具有很强的抑制作用。

四、自然杀伤细胞

自然杀伤细胞（nature killer cell，NK cell）简称 NK 细胞，其具有细胞毒效应，且无需抗原预先致敏就能自发地杀伤靶细胞，故名。由于 NK 细胞不表达 T、B 细胞特有的表面标志如 TCR、BCR、CD4 和 CD8 分子，曾被命名为裸细胞。在形态上，NK 细胞胞质中可出现大的嗜天青染料颗粒，所以又被称为大颗粒淋巴细胞。NK 细胞来源于骨髓干细胞，在骨髓或胸腺中分化成熟，主要分布于外周血，占外周血淋巴细胞总数的 5% ~ 10%。它们的主要功能是参与细胞免疫，在肿瘤免疫、抗病毒感染中均起重要作用。NK 细胞经其表面的受体识别病毒感染细胞表面表达的相应配体，这种分子表达于多种病感染细胞表面，因而 NK 细胞受体不同于 B 细胞及 T 细胞的 BCR 及 TCR，BCR 及 TCR 识别的是病原体表达的特异的抗原分子。NK 细胞参与非特异性免疫应答，识别不需要靶细胞表达 MHC-Ⅰ类分子，是机体防御体系的第一道屏障。人类 NK 细胞表达 CD2、CD16（FcγRⅢ）、CD56 和 CD69 等各种白细胞分化抗原。此外，NK 细胞还表达 CD3 分子的 ξ 链，与活化信号转导有关。有人提出根据其表面标志分为 CD16⁺ 和 CD69⁺两型，但 NK 细胞亚型的分类至今尚无定论。

第二章 肿瘤免疫学进展

20世纪初就曾有人设想肿瘤细胞可能存在着与正常组织不同的抗原成分，通过检测这种抗原成分或用这种抗原成分诱导机体的抗肿瘤免疫应答，可以达到诊断和治疗肿瘤的目的，但这方面的研究在随后的几十年中没有取得明显的进展。直到20世纪50年代，由于发现肿瘤特异移植抗原以及机体免疫反应具有抗肿瘤作用，免疫学在肿瘤的诊断和治疗上的应用才引起了重视。60年代以后，大量的体外实验证明，肿瘤患者的淋巴细胞、巨噬细胞和细胞毒抗体等均有抗肿瘤效应。60年代末提出了免疫监视的概念，为肿瘤免疫学理论体系的建立打下了基础。随着分子生物学和免疫学的迅速发展和交叉渗透，人们对肿瘤抗原的性质及其呈递过程、抗体的抗肿瘤免疫机制等有了新的认识。免疫系统既可识别和杀伤肿瘤组织，又能推动肿瘤组织的恶性化程度的增加，这种双重作用被人们认识后，肿瘤"免疫编辑"学说被正式提出。

"免疫监视"学说、"免疫编辑"学说是肿瘤免疫学理论经历的两次大的飞跃。"免疫监视"学说的核心就是机体对肿瘤进行监视而肿瘤选择逃逸的方式，而"免疫编辑"学说则主要是肿瘤对机体的防御系统进行选择性编辑进而发展壮大的学说。

第一节　免疫监视学说

早在 1909 年 Ehrlch 就提出，认为机体中经常会出现的肿瘤细胞可被免疫系统所识别，作为异物而加以清除。直到 20 世纪 50 年代后期，随着免疫理论的逐渐成熟，发现细胞免疫是介导同种异体移植物排斥反应的主要机制，Thomas 进一步提出，细胞免疫可能代表了机体防御肿瘤的机制。其后 Burnet 基于许多临床和实验证据提出了免疫监视学说。该学说认为机体在生长发育的过程中，其体细胞会经常发生突变，有些突变可能会导致细胞恶性转化。当具有异常增殖能力的肿瘤细胞在体内形成时，它们携带着新的抗原决定簇，随着肿瘤细胞的增殖，当新的抗原达到一定数量时，就开始产生胸腺依赖性免疫反应，像机体排斥同种异体移植那样，最终清除肿瘤。免疫监视的作用在于识别和破坏那些在临床上不能识别的原位肿瘤。当肿瘤的生长超过了机体免疫监视机能的控制时，肿瘤细胞可在体内继续生长并形成肿瘤。许多研究结果支持这一理论，理由是：①人类癌症发病率与人的免疫功能在个体发育过程有关。从出生至 2~3 岁，机体免疫功能低，发病率高。其后免疫功能增高，4~11 岁时肿瘤发病率也降低。随着衰老，机体免疫功能降低，肿瘤发病率又有所增高。②免疫缺陷者，尤其是细胞免疫缺损者，肿瘤发病率高。如 CD4T 细胞缺陷的 AIDS 病人易患肉瘤和淋巴瘤；$\alpha\beta$T 缺失或 $\gamma\delta$T 细胞缺失的小鼠，其纤维肉瘤和梭形细胞瘤的发生率较正常野生型明显升高，并发现 $\gamma\delta$T 细胞是抵抗小鼠皮肤癌的重要效应细胞。③长期接受大剂量免疫抑制治疗者，如接受器官移植者，药物抑制机体排斥反应而造成免疫功能低下，可使肿瘤的发生率增高。④新生期摘除胸腺的动物，化学或病毒更易致癌，不但肿瘤发病率高，而且癌变出现速度快。⑤被肿瘤抗原致敏的 T 细胞具有特异性杀伤靶细胞的功能，某些肿瘤在体内自行消退，以及原发肿瘤切除后转移瘤的消失等，这些都为免疫监视学说提供了有力的佐证。

但这一理论还存在着局限性，还难以解释某些肿瘤发生发展与机体免疫系统的相互关系，仍有许多问题有待进一步解决。

第二节　免疫编辑学说

传统的"免疫监视"学说只考虑了免疫系统对机体的保护作用及在细胞恶性转化早期阶段的作用，不能完全涵盖在肿瘤发生过程中，肿瘤和免疫系统之间的相互作用这一概念。2002 年 Schreber 和 Dunn 等首次提出了肿瘤免疫编辑学说。免疫编辑学说认为：免疫系统既可清除肿瘤细胞，又可能促进免疫无反应性或免疫耐受性的产生。肿瘤细胞在与免疫系统相互作用的过程中，免疫原性强的肿瘤细胞克隆被清除，免疫原性较弱的肿瘤细胞克隆得以保留，最终成为优势肿瘤细胞群体，在免疫系统无明显缺陷的情况下继续生长。

实验研究表明，免疫系统识别和杀伤肿瘤组织的同时也推动着肿瘤的恶性发展。通过多年实验和临床观察，华盛顿大学肿瘤研究中心又进一步提出了肿瘤免疫编辑的三个过程，即免疫清除、免疫对抗和免疫逃逸。

一、免疫清除

免疫清除是指机体免疫系统识别肿瘤组织，并且通过多种途径杀伤肿瘤组织的过程。在该阶段，如果机体能成功清除肿瘤组织，肿瘤免疫编辑至此结束，而不涉及免疫对抗和免疫逃逸。免疫清除又可分为以下四个时期：

第一时期：固有免疫系统中的细胞和分子识别并杀伤新生的肿瘤组织。巨噬细胞、NK 细胞、NK/T 细胞、$CD8^+T$ 细胞和 B 细胞以及机体中原有的 IFN-γ、乳铁蛋白分子等参与了这个反应。

第二时期：固有免疫系统对肿瘤的识别杀伤作用进一步扩大。在这一过程中，抗肿瘤免疫关键分子则起到放大和维持抗肿瘤免疫网络的作用，最为重要的一个关键分子就是 IFN-γ。研究证明，NK/T 细胞 γδT 细胞和 NK 细胞识别转化的肿瘤细胞被激活后可产生 IFN-γ。高云飞等通过利用骨髓嵌合重建 T 细胞完整的小鼠研究证明，γδT 细胞是提供早期 IFN-γ 来源的免疫调节细胞，早期募集到肿瘤部位的 γδT 细胞，通过产生 IFN-γ，诱导局部产生趋化性细胞因子，这些细胞因子招引更多的固有免疫细胞到肿瘤部位，而这些细胞又产生 IFN-γ 和 IL-2 等细胞因子，从而放大了抗肿瘤免疫网络。IFN-γ 还能上调肿瘤细胞的 MHC Ⅰ 类分子的表达，从而增强肿瘤的免疫原性。此外，IFN-γ 还具有抗增殖、促进凋亡和血管钙化等影响肿瘤生长的作用。IFN-α/β 还能通过增强 P53 肿瘤抑制基因机制防止细胞的恶性转化。

第三时期：在固有免疫系统杀伤肿瘤细胞的同时，适应性免疫系统也可被肿瘤细胞激活，参与杀伤肿瘤组织的过程。在固有免疫细胞作用下，坏死和凋亡的肿瘤细胞释放的抗原和其他因子，使得在肿瘤微环境中的 DC 与其他细胞如 NK 细胞相互作用得以激活，激活后的 DC 通过摄取肿瘤细胞碎片获得肿瘤抗原，负载抗原的 DC 归巢至引流淋巴结，通过抗原提呈诱导产生肿瘤特异性 CD3+CD8+ CTL 和 CD3+CD4+CTL。

第四时期：肿瘤特异性 CTL 迁移到肿瘤部位进行特异性杀伤肿瘤细胞。实验证明，在多数情况下，肿瘤特异性 CTL 是抗肿瘤的"主力军"。在此期内 CD4+T 细胞产生的 IL-12 与宿主细胞产生的 IL-15 之间相互作用，可维持肿瘤特异性 CD8+T 细胞的功能和活力。另外，机体的 IL-21 也可激活 CD8+T 细胞，使其发挥对肿瘤组织的杀伤作用。随着免疫技术的发展，近年来已鉴定出 CD3+CD8+ CTL 和 CD3+CD4+CTL 识别的多种肿瘤抗原。还有些肿瘤细胞表达的特殊分子，如一些上皮组织肿瘤、肺癌、乳腺癌、肾癌、前列腺癌、直肠癌和肝癌等高表达的调脂蛋白 A/B（macrocortin，MCA/B），它们是表达于 γδT 细胞上 NKG2D 的配体，因此是 γδT 细胞杀伤的靶细胞。

二、免疫对抗

在肿瘤清除期，肿瘤细胞在各种免疫细胞和细胞因子作用下，大多数肿瘤细胞被杀伤，少数肿瘤细胞在免疫压力产生多种基因不稳定和突变，以逃逸免疫细胞的"追杀"。尽管这些肿瘤逃逸群丛变型（tumor escape variants，TEV）仍会被免疫细胞杀伤，但新的 TEV 又不断产生。肿瘤组织内含有许多基因不稳定的肿瘤细胞和突变的肿瘤细胞，这些细胞对免疫系统具有较高的抵抗力，可以逃逸免疫细胞的杀伤，适应机体免疫机制，对机体抗肿瘤免疫具有更强的免疫耐受，能够与机体的免疫系统共存并相互作用，进入相持状态，这种状态称为免疫对抗或免疫均衡，Dunn 等将此称为肿瘤的免疫重塑。简而言之，经过免疫清除后，存活下来的弱免疫原性肿瘤细胞和免疫系统之间可以动态平衡的状态共处，这种共存状态我们称之为免疫对抗。在免疫对抗阶段，淋巴细胞和 IFN-γ 等对肿瘤细胞进行选择性杀伤：识别并杀伤免疫原性强的肿瘤细胞，而弱免疫原性的肿瘤细胞得以保留。华盛顿大学肿瘤研究中心称这阶段是"残酷的达尔文式选择"。一些学者也证实，对器官移植受者进行免疫抑制剂治疗，可促进移植物内转移性肿瘤的迅速生长。这表明在具有免疫能力供者体内，肿瘤与免疫系统处于均衡期，肿瘤可能处于休眠状态，但植入处于免疫抑制的受者体内，休眠的肿瘤便无约束地生长起来。免疫相持期的结果，一方面是免疫细胞将不同变异的肿瘤细胞全部杀光，另一方面则产生了弱免疫原性的 TEV 的新的肿瘤克隆，这在动物和人体已逐渐得到证实。

三、免疫逃逸

一些肿瘤突变体经过免疫清除和免疫对抗后，能够适应机体的生存环境而存活下来，进入免疫逃逸阶段。大量研究表明，肿瘤在形成过程中，可通过多重机制，逃避免疫系统的监视。我们将这一过程称之为肿瘤组织的免疫逃逸。肿瘤免疫逃逸的原因主要为两个方面，即肿瘤和宿主免疫系统。我们先对肿瘤方面的原因进行叙述。

（一）Fas/FasL 介导的免疫逃逸

自杀因子（factor associated suicide，Fas）和自杀因子配体（Fas ligand，FasL）相互作用是细胞凋亡的重要途径之一。FasL 表达是 CTL 和 NK 细胞的特点，在非淋巴细胞上表达多限于某些免疫特区，如眼、睾丸等。FasL 与靶细胞表面的 Fas 结合，启动后者的死亡信号，导致 Fas 阳性细胞凋亡，此为淋巴细胞杀伤肿瘤及病毒感染细胞的重要机制之一。正常情况下，Fas 系统能有效去除过度激活的免疫活性细胞，下调免疫反应及 CTL 细胞的功能，在平衡机体免疫反应过程中发挥重要作用。通过对 Fas/FasL 的改变逃避免疫系统的攻击是肿瘤细胞免疫逃逸的主要方式之一。

1. 肿瘤细胞 Fas 表达低下、丧失与异常

肿瘤细胞 Fas 表达低下、丧失与异常，则会导致 Fas 系统信号的破坏或无活性，不能与表达 FasL 的免疫活性细胞发生交联，因而不能进行正常的凋亡作用，使肿瘤细胞逃避机体的免疫监视。如在乳腺癌细胞和部分白血病细胞，Fas 的转录水平下调，Fas 表达下调使机体内以 Fas 介导的 CTL 失去杀伤性识别功能，导致癌细胞获得异常增生能力。癌细胞通过抑制 Fas 表达而逃逸自身免疫细胞的攻击，使癌细胞更具侵袭力，更易发生转移。

2. 肿瘤细胞高表达 FasL

已证实许多肿瘤具有较高水平的 FasL 表达，如脑胶质瘤、结直肠癌、肝癌、黑色素瘤和肺癌等，而 Fas 表达则明显下调或丢失，发生转移的肿瘤 Fas 几乎完全消失，且 FasL 阳性的肿瘤细胞更易发生转移。肿瘤细胞高表达 FasL，像免疫豁免组织一样通过 FasL 作用保护自己，主动杀伤与之接触的免疫活性细胞。这类细胞因表达 Fas 抗原而被肿瘤细胞的 FasL 触发自身凋亡机制，结果凋亡的不

是肿瘤细胞，而是淋巴细胞，从而有助于肿瘤细胞的免疫逃避。此为肿瘤逃避机体免疫监视而生长和转移的又一机制。

3. 某些肿瘤细胞对 Fas/FasL 介导的凋亡作用不敏感

某些肿瘤细胞对 Fas/FasL 介导的凋亡作用不敏感，也能够逃逸免疫系统攻击。

（二）肿瘤细胞表面 MHC 分子的表达异常

肿瘤细胞表面表达 MHC 分子可能是机体识别和杀伤肿瘤细胞的关键，CTL 只能识别肿瘤细胞 MHC-多肽复合物，并通过 T 细胞识别受体与肿瘤细胞表面的肽-MHC-Ⅰ类分子复合物结合而攻击肿瘤细胞。肿瘤通过 MHC 分子表达的改变使肿瘤细胞不能为 T 细胞识别并攻击，导致肿瘤的免疫耐受。

1. 肿瘤细胞表面 MHC 分子表达缺陷或表达量降低

多数肿瘤细胞表面 MHC-Ⅰ类分子表达下降或缺失，导致免疫应答刺激信号产生障碍，对肿瘤免疫应答第一信号的产生有直接影响，使肿瘤细胞不能为 T 细胞识别，从而导致肿瘤的免疫逃逸，使其能在机体多重免疫监视下发生发展。当某一肿瘤细胞丢失一种能被 CTL 细胞识别的等位基因时，CTL 不对其发挥杀伤作用，但癌细胞表达的其他等位基因能被 NK 细胞相应的 KIR（NK 细胞表面存在的能识别 MHC 分子的杀伤抑制性受体）识别，传递阴性信号，导致 NK 细胞也不对其发挥作用。

2. 肿瘤细胞通过非经典的 HLA 分子抑制 NK 细胞的杀伤作用

HLA 分子（HLA-G 和 HLA-E）中，HLA-G 是表达于母胎滋养层的非经典的 HLA-Ⅰ类抗原，参与母胎免疫耐受的形成。已证实在乳腺癌、结直肠癌、膀胱癌、肺癌等多种肿瘤标本或细胞系中有 HLA-G 表达。HLA-G 可以结合于 NK 细胞和 T 细胞表面的杀伤抑制受体，强烈抑制 T 细胞和 NK 细胞对肿瘤细胞的识别，杀伤活性，造成类似于妊娠母胎界面的免疫耐受状态；同时 HLA-G 调节细胞因子 IL-10 及 IFN-α 的分泌，使 Thl/Th2 平衡移向 Th2，引起免疫抑制，分泌的 IL-10 进而促进 HLA-G 的表达。研究显示，HLA-G 在 71% 的胃癌病例中表达，HLA-G 的表达与胃癌的分化程度、浸润深度、淋巴结转移、机体免疫反应及预后等相关。NK 细胞与 HLA-G 的表达呈负相关，提示 HLA-G 通过作用于 NK 细胞而达到免疫耐受的目的。

HLA-E 也是一类保守的非经典的 HLA-1 类分子，广泛表达于人类各个组织细胞表面，以静息 T 细胞表达量最高。生理情况下 HLA-E 与抑制性受体 CD94/NKG2A 的结合可抑制 NK 细胞活性，维持对自身细胞的耐受。在肿瘤发展过程中，HLA-E 异常表达可抑制 NK 细胞对肿瘤细胞的溶解，且人类的某些 T 细胞亚群（CD8$^+$）也可表达抑制性受体 CD94/NKG2A，此抑制性受体与相应配体—HLA—E 结合，能有效地抑制 T 细胞的活化，不能形成效应 T 细胞杀伤肿瘤细胞。由此可见 HLA-E 也介导肿瘤的免疫逃逸。

（三）肿瘤细胞产生免疫抑制因子

肿瘤细胞可分泌一些免疫抑制因子，当肿瘤切除后，带瘤动物和肿瘤患者的免疫抑制状态可消失。经检测，多种动物和人类肿瘤的提取物、血清及建系的肿瘤细胞培养上清中存在免疫抑制因子，主要有 TGF-β、IL-10 和 PGE2 等。细胞因子在免疫网络中的作用也是极其复杂的。一种因子可有多重作用，如 IL-1、TNF-α 和 IFN-γ 既有促进抗肿瘤的作用，又有促进肿瘤转移和发展的一面。

肿瘤细胞通过自分泌、旁分泌等途径分泌免疫抑制性细胞因子，如转化生长因子 β（TGF-β）、白细胞介素-10（IL-10）、血管内皮生长因子（VEGF）和 IL-4 等，使肿瘤局部形成一个深度免疫抑制区，不仅使身在其中的免疫细胞功能受到严重抑制，甚至功能正常、活化的免疫细胞，一旦进入此环境中也将成为免疫功能抑制的"沉默"细胞。肿瘤细胞分泌可溶性活化受体的配体，如 NK 细胞活化受体的配体（NCR），下调免疫细胞表面活化受体的表达，使免疫效应细胞功能丢失或低下；肿瘤细胞释放出肿瘤抗原分子，与抗体结合成复合物，通过抗体的 Fc 段与淋巴细胞、NK 细胞、巨噬细胞的 Fc 受体结合，从而封闭 ADCC 效应。

（四）肿瘤抗原的免疫原性降低及抗原调变

免疫原是指能诱导机体产生免疫应答的物质，通常免疫原的来源与应答者之间在种系进化过程中相距越远，免疫原性就越强，如细菌、病毒等对于人体来讲就具有强的免疫原性。但肿瘤来源于机体自身突变的细胞，大部分的成分与机体正常细胞的成分相同，只有极少数异常表达的蛋白质和畸形多糖具有免疫原性。从早期的研究中人们就了解到：致瘤病毒诱发的肿瘤免疫原性最强；化学致癌物诱导的肿瘤免疫原性次之；动物自发性肿瘤的免疫原性最弱。由于肿瘤细胞之间也存在免疫原性不同的差异，那些免疫原性较强的肿瘤可以诱导有效的抗肿瘤免疫应答，易被机体消灭，而那些免疫原性相对较弱的肿瘤则能逃脱免疫系统的监视而选择性地增殖，这一过程称为免疫选择。经过不断的选择，肿瘤的免疫原性越来越弱。抗肿瘤抗体与肿瘤细胞表面抗原复合物的内化或脱落的这种抗原调变作用，致使肿瘤抗原减少，免疫原性减弱。

另外，肿瘤细胞表面的唾液酸含量高，是正常细胞的 2~3 倍，它可以遮蔽肿瘤细胞表面抗原，使肿瘤细胞逃脱免疫系统的监视。研究表明，许多肿瘤细胞还能产生抑制性肿瘤抗原，诱导免疫抑制反应。

T 细胞的活化除 MHC/抗原肽-TCR 提供第一信号外，还必须有 B7/CD28 等提供的第二信号才能活化。肿瘤细胞协同刺激分子及黏附分子表达下降，不能为 T 细胞提供第二信号，T 细胞也就无法活化，不能发挥抗肿瘤免疫效应。

研究较多的是共刺激分子 B7，它主要表达在激活的 B 细胞表面。在树突状细胞 JFN-γ 激活的巨噬细胞上等也有 B7 分子表达，而在肿瘤细胞表面的表达缺如。肿瘤细胞可以通过其表面的 MHC 分子将肿瘤抗原直接递呈给 T 细胞，由于缺乏共刺激信号，不能激活 T 细胞，相反却诱导产生了 T 细胞免疫耐受。T 细胞除可能被肿瘤诱导产生免疫耐受外，还可能出现克隆删除。

PD-1 L 是新近克隆的 B7 家族新成员，曾命名为 B7-H1，其受体为 PD-1。研究发现，肿瘤细胞表达的 PD-1L 能通过诱导特异性 CTL 的凋亡而使肿瘤发生免疫逃避，而且肿瘤组织中的巨噬细胞分泌的 IL-10 以及肿瘤细胞产生的 VEGF 均可上调 DC 表面的 PD-1L 的表达，直接阻碍 DC 激活 T 细胞介导的肿瘤相关抗原特异性免疫应答。

另外，肿瘤细胞还可通过溶解 HLAI 类分子、过表达 bcl-2 等方式逃脱机体的免疫系统。

（五）肿瘤细胞表达膜结合补体调节蛋白

肿瘤细胞可表达膜结合补体调节蛋白（membranes complement regulatory protein，MCRP），保护肿瘤细胞免受补体依赖的细胞毒作用（CDCC），这类蛋白包括 CD35、CD46、CD55 和 CD59 等。CD46 分子能参与 C3b 和 C4b 的降解，CD55 参与 C3b 和 C4b 结合，加速 C3 和 C5 的降解，CD59 与 C8、C9 结合，阻止攻膜复合体（MAC）的穿孔作用。

（六）宿主方面介导的免疫逃逸

1. 免疫耐受

肿瘤细胞在宿主体内生长过程较长，可以作用于分化程度不同的淋巴细胞，潜在诱发免疫耐受的可能。众所周知，机体受大剂量弱抗原刺激或反复受小剂量弱抗原刺激，容易诱发免疫耐受。在通常情况下，荷瘤动物和肿瘤病人的 T 细胞功能下降，不足以发挥有效的抗肿瘤作用。在肿瘤发生的早期，因肿瘤细胞数量少，可能引致免疫耐受。当机体产生免疫耐受以后，在肿瘤的生长过程中，也就无力遏制肿瘤的进展。

2. T细胞的应答能力的下降

长期以来，研究人员发现肿瘤宿主的T细胞在体外对有丝分裂原的反应性降低，体内的迟发性超敏反应也降低，这些都是由于肿瘤宿主的T细胞功能缺陷所致。

T细胞应答能力的下降主要表现为肿瘤抗原特异性T细胞激发受限和信号传导缺陷的T细胞易被破坏。这是由于肿瘤病人或荷瘤动物体内T细胞信号传导缺陷所引起的。如肿瘤患者T细胞CD3分子的ζ链常常表达下降，且信号传导过程中涉及的p561ck和p59fyn等分子的表达也会出现异常，这些都会导致T细胞的活化障碍。这种T细胞障碍在体外用CD3和CD28分子的单抗以及IL-2刺激，可以使之恢复。

$CD4^+$的Th细胞可辅助幼稚$CD8^+$T细胞的激活和单独对某些MHC-Ⅱ类分子阴性的肿瘤细胞产生杀伤的作用，肿瘤细胞可诱导$CD4^+$T细胞产生特异性免疫耐受，其机制可能类似于正常外周组织产生免疫耐受的途径。

在抗肿瘤免疫效应中，$CD8^+$T细胞起主要作用，通过对肿瘤抗原的识别，可以直接杀伤肿瘤细胞，但肿瘤局部的微环境包含大量的细胞因子，这些细胞因子可单独或协同地影响CTL活化或肿瘤细胞对CTL杀伤的敏感性。

3. 抑制性细胞

在肿瘤的发生发展过程中，宿主体内出现许多抑制性免疫细胞，如：$CD4^+$$CD25^+$调节性T细胞、免疫抑制性髓样细胞、抑制性DC、抑制性单核吞噬细胞等，造成机体免疫功能低下或耐受，不能发挥有效的抗肿瘤免疫反应，还可以影响肿瘤细胞的微环境，加快肿瘤的扩增和恶化。

（1）肿瘤相关巨噬细胞（tumor-associated macrophages，TAM）：近年来逐渐认识到，肿瘤间质中的巨噬细胞即肿瘤相关巨噬细胞并非发挥抗肿瘤作用，而是参与了肿瘤发生、生长、侵袭和转移的过程，尤其是与肿瘤血管生成和淋巴管生

成密切相关。TAM 还能产生更高水平的一氧化氮（nitric oxide，NO）和精氨酸酶，诱导 $CD4^+$ 或 $CD8^+T$ 细胞的凋亡。因此，研究 TAM 在肿瘤进程中的功能状态和动态变化具有重要意义，TAM 有望成为肿瘤治疗的新靶点。

（2）树突状细胞：大量的研究证据表明，肿瘤细胞通过产生某些细胞因子如 IL-（2）6、IL-10 和 VEGF 等抑制 DC 分化、成熟。有报道在急性髓系白血病、肾细胞癌、膀胱癌和约 70% 的人类乳腺癌等多种肿瘤中，CSF-1 都能影响 DC 的正常成熟。荷瘤宿主外周血获得的树突状细胞往往对抗原呈递有障碍。幼稚树突细胞捕获凋亡的肿瘤细胞后到达引流的淋巴结中，由于没有丰富的共刺激信号，导致树突细胞不能将抗原呈递给 T 细胞，产生免疫耐受。幼稚树突细胞能诱导抑制性 T 细胞-Treg 的产生，并分泌 TGF-β、IL-10 等抑制因子，进而影响树突细胞的成熟。肿瘤微环境中募集的浆细胞样树突细胞通过降低 TLR9 的表达，抑制 IFN-α 的分泌，诱导 IL-10 的分泌，进而抑制 NK 细胞和 T 细胞的活性，产生免疫耐受。

（3）抑制性 T 细胞（Ts）：$CD4^+CD25^+$ 的 T 调节细胞现已被确立为一种职业性抑制性 T（Ts）细胞，它能够表达细胞毒 T 细胞相关抗原 4（CTLA-4）。CTLA-4 能与 CD80 和 D86 高亲和力结合而抑制信号传递，在免疫过程中发挥抑制作用，对于控制免疫性疾病有重要作用。Ts 通过释放的可溶性 TCR、可溶性 IL-2 受体及免疫抑制因子（如 TGF-b、IL-10 等），抑制抗肿瘤免疫。

4. 血清中封闭因子的作用

血清中存在封闭因子，可封闭瘤细胞表面的抗原表位或效应细胞的抗原识别受体，使瘤细胞逃脱效应细胞的识别和杀伤。封闭因子可能是：①封闭抗体，可与肿瘤细胞膜抗原结合并封闭之；②可溶性肿瘤抗原，如肿瘤细胞分泌或脱落形成的可溶性 Fas，与肿瘤细胞逃逸或抑制免疫有关；③抗原抗体复合物，其中的抗体组分可与肿瘤抗原结合，而抗原组分可封闭淋巴细胞表面抗原识别受体。

第三节　问题与展望

肿瘤免疫耐受是一个复杂的免疫耐受网络体系，在这个网络体系中，各种机制相互联系、互为因果。肿瘤细胞不仅能快速增殖和扩散，而且能模拟一些免疫系统信号通路，有利于肿瘤免疫耐受网络的形成，削弱了免疫治疗和临床常规治疗肿瘤的有效性，使得目前肿瘤免疫治疗的效果差。要打破免疫耐受网络，需从多方面去深入地研究：①肿瘤免疫耐受各机制间相互影响及对肿瘤综合作用，目前尚不很清楚，对其深入研究将有助于免疫治疗的全面性、有效性。②在肿瘤免疫耐受的机制中，是什么因素启动免疫耐受网络体系的形成，是什么起到了关键的因素尚需进一步的研究。③已有的研究表明，某些化疗药能引发抗肿瘤免疫反应，提高肿瘤免疫治疗的疗效，对这些化疗药的开发与应用将是以后研究的方向。如小剂量的环磷酰胺可抑制 Treg 细胞的活性；还有研究发现塞替派可促进乳腺癌 MCF7 系的 $CD44^+24-$乳腺癌干细胞的凋亡。④如何改善肿瘤微环境，如何阻断免疫抑制因子和细胞对机体的抑制作用，也将是肿瘤免疫研究的重要方向。

第三章　抗肿瘤免疫的效应机制

机体免疫系统识别肿瘤细胞表面表达的肿瘤抗原产生免疫应答，引起效应细胞的激活和释放一系列效应分子，攻击和清除肿瘤细胞，抑制肿瘤的生长。这一应答能否有效地产生，取决于肿瘤细胞抗原性的强弱和宿主的免疫功能是否健全。

抗肿瘤免疫效应机制包括特异性免疫和非特异性免疫两个方面。特异性免疫包括体液免疫和细胞免疫，这两方面机制不是孤立存在和单独发挥作用的，对肿瘤的作用是两者综合的结果。其中细胞免疫发挥着抗肿瘤的主导作用，体液免疫通常起协同作用。对于大多数免疫原性强的肿瘤，特异性免疫应答是主要的；而对于免疫原性弱的肿瘤，非特异性免疫应答具有更重要的意义。非特异性免疫包括巨噬细胞、NK 细胞、多形核白细胞和多种细胞因子的参与。

第一节　细胞免疫效应机制

抗肿瘤免疫是以细胞免疫为主，其中具有免疫记忆功能和特异性的主要是 T 细胞，一直受到人们的重视，而非特异性抗肿瘤免疫细胞，包括自然杀伤细胞和 γδT 淋巴细胞，也日益受到人们的重视。

一、T 淋巴细胞的抗肿瘤免疫效应

细胞毒 T 细胞（cytotoxic T cell，CTL）是 T 淋巴细胞群中部分具有杀伤活性的细胞，在机体细胞免疫中发挥着重要的作用。CTL 是抗肿瘤免疫的主要效应细

胞，同时还在抗病毒、抗细胞内细菌中作用突出，在移植排斥、Ⅳ型超敏反应和活化诱导细胞死亡（AICD）中也发挥效应。

根据 T 细胞膜表面抗原分子及 T 细胞抗原受体（TCR）的不同，可把 CTL 分为三个亚群：①CD8$^+$CTL：通过 TCRαβ 识别靶细胞特异性抗原——MHC-Ⅰ类分子复合物。②CD4$^+$CTL：通过 TCRαβ 识别靶细胞特异性抗原——MHC-Ⅱ类分子复合物。CD8$^+$CTL 和 CD4$^+$CTL 细胞在接受专职 APC 上的 MHC 抗原复合物和共刺激分子双重信号后，细胞发生克隆性增殖，并释放出多种细胞因子，发挥生物学效应。③CTL：是 MHC 非限制性的 T 细胞，有非特异的免疫监视作用，它可以 MHC 非限制性方式溶解肿瘤细胞。

根据 CD28 分子阳性或阴性可将 CD8$^+$ 细胞分为细胞毒性 T 细胞（CD8$^+$CD28$^+$）和抑制性 T 细胞（CD8$^+$CD28$^-$）。经典的 CTL 主要指 CD8$^+$CD28$^+$TCRαβ 细胞，也称 Tc；根据其所分泌的细胞因子不同，又可分为 Tc1（主要分泌 IL-2、INF-γ 等Ⅰ型细胞因子）和 Tc2（主要分泌 IL-4、IL-5、IL-6、IL-10 等Ⅱ型细胞因子）。CD3$^+$CD8$^+$CD28-TCRαβ 细胞，称抑制性 T 细胞。

（一）细胞毒 T 细胞介导的靶细胞杀伤反应

细胞毒 T 细胞介导的靶细胞杀伤反应可分为三个阶段：识别启动阶段，活化、增殖、分化阶段及效应阶段。

1. 识别启动阶段

在这一阶段，CTL 前体（CTL precursor，CTLp）通过表面的 TCR 特异性地识别并结合靶细胞表面呈递的 MHC 分子-抗原多肽复合物，和其他若干对 T 细胞表面分子的配体，并迅速增殖，分化为成熟的效应 T 细胞。

2. 活化、增殖、分化阶段

抗原特异性淋巴细胞接受抗原刺激后，在细胞因子协同作用下，活化、增殖、分化成为效应 T 细胞、浆细胞和记忆细胞。在此阶段，Th 细胞大量增殖并分泌 IL-2 等细胞因子；CTL 则在特异性增殖的同时，自前体细胞分化成为效应 CTL。

3. 效应阶段

在效应阶段，浆细胞分泌抗体和效应 T 细胞释放细胞因子或细胞毒性介质，产生体液免疫效应和细胞免疫效应。

（二）CTL 杀伤靶细胞的分子机制

CTL 杀伤靶细胞的分子机制包括胞质颗粒依赖机制和 FasL/Fas 介导的凋亡机制。

1. 胞质颗粒依赖机制

CTL 可以通过外吐胞质颗粒，释放颗粒内含物，导致靶细胞的损伤。颗粒核心中包含穿孔素、颗粒酶和黏蛋白，而多囊泡结构则包含溶酶体酶和溶酶体的一些膜标志，还有 A 丝氨酸脂酶/颗粒酶 B、黏蛋白、TNF 等。穿孔素又称成孔蛋白（pore-foming protein，PFP）、溶细胞素，是胞质颗粒中参与靶细胞损伤过程的最主要蛋白，穿孔素似乎唯一地表达于 CTL 颗粒中。它可在靶细胞膜上聚合，形成穿膜孔道，以穿孔方式裂解靶细胞。在杀伤相时，CTL 细胞脱颗粒，穿孔素从颗粒中释放，在 Ca^{2+} 存在下，插入靶细胞膜上，并多聚化形成管状的多聚穿孔素，约含 12~16 个穿孔素分子，分子量可达 1000kDa。多聚穿孔素在靶细胞膜上形成穿膜的管状结构，内径平均为 16nm。这种异常的通道使 Na^+、水分子进入靶细胞内，K^+ 及大分子物质（如蛋白质）从靶细胞内流出，改变细胞渗透压，最终导致细胞溶解。此过程与补体介导的溶细胞过程类似，溶解细胞过程比较迅速。CTL 本身可能释放 A 型硫酸软骨素蛋白聚糖、硫酸软骨素 A 限制因子，因此可避免穿孔素对 CTL 自身细胞的攻击。

CTL 分泌的 TNF-α 可通过与靶细胞表面相应受体结合而显示细胞毒活性。其中分泌型 TNF-α 主要介导靶细胞坏死；膜型 TNF-α 主要介导靶细胞凋亡，参与 CTL 的慢时相细胞毒作用。

此外，激活的 CTL 可分泌淋巴毒素（lymphotoxin，LT），LT 也称 TNF-β。LT 与靶细胞表面相应受体结合后，向胞内转移，继而被靶细胞溶酶体摄取，导致溶酶体稳定性降低，各种溶酶体酶外逸，直接引起细胞损伤。LT 也可与靶细胞表面的 Fas 结合，诱导靶细胞发生凋亡。

CTL 向靶细胞释放颗粒内含物后，即完成其杀伤过程，开始与靶细胞解离。离开靶细胞后，又可重新结合靶细胞，重复杀伤。因此 CTL 可以杀伤多个靶细胞，即 CTL 可循环利用。CTL 离开靶细胞后，靶细胞开始出现核膜与细胞膜的破裂，直至细胞裂解死亡。

2. 非胞质颗粒依赖机制 FasL/Fas 机制

CTL 对靶细胞的杀伤主要引起靶细胞的膜结构破裂以及核 DNA 的快速降解，但胞质颗粒依赖机制只能引起靶细胞的膜结构破裂，而不能导致靶细胞核 DNA 的降解。目前认为 FasL/Fas 介导的细胞凋亡是 CTL 杀伤靶细胞的非胞质颗粒依赖机制。Fas 主要以膜受体形式存在，广泛表达于外周活化 T 细胞、B 细胞、NK 细胞、单核细胞、成纤维细胞等。FasL 除了在淋巴细胞表达外，还在其他一些细胞表达，包括巨噬细胞、树突细胞、中性粒细胞、神经元细胞和若干肿瘤细胞。因靶细胞上的 Fas 与 CTL 等具有杀伤功能的细胞上的 FasL 结合是诱导靶细胞产生凋亡的主要途径之一，因此 Fas 被称为死亡分子，FasL 则称为死亡分子配体。$CD8^+CTL$ 是体内数量最多的 CTL 亚群，也是最主要的效应细胞，其杀伤活性约 2/3 来自于胞质颗粒依赖机制途径，而 Fas/FasL 诱导程序性细胞死亡（programmed cell death，PCD）约占 1/3。

（三）$CD4^+CTL$ 抗肿瘤免疫效应

$CD4^+T$ 辅助细胞（Th）起着非常重要的抗肿瘤免疫调节作用。根据其细胞因子产生情况及功能，$CD4^+T$ 辅助细胞可以分为 Th0、Th1 和 Th2 亚群。Th1 亚群分泌 IL-2、IFN-γ、LT、JL-3、TNF-α 和 GM-CSF 等细胞因子，并辅助 B 细胞产生 IgG2a 这类具有调理及补体结合功能的抗体；Th2 亚群则分泌 IL-4、IL-5、IL-6、JL-1O（细胞因子合成抑制因子，CSF）及 IL-13 等细胞因子，辅助 B 细胞产生 IgG1 这类中和抗体或 IgE、IgA 抗体。ThO 亚群同时具有 Thl 和 Th2 亚群的特点，在适当条件下，分别向 Thl 或 Th2 亚群转化。Thl 和 Th2 细胞之间通过各自分泌的细胞因子制约对方的功能。

1. CD4⁺CTL 对肿瘤细胞直接产生细胞毒作用

由于肿瘤细胞不表达 MHC-Ⅱ类分子，对 T 细胞在肿瘤免疫中作用的研究主要集中在 CD8⁺T 细胞上，然而越来越多的证据表明：在体内，CD4⁺T 细胞可直接对肿瘤产生细胞毒作用。利用 CD4⁺T 细胞基因敲除鼠和过继转移 CD4⁺T 细胞的模型均证实：在无 CD8⁺T 细胞的情况下，CD4⁺T 细胞亦具有抑制肿瘤的能力。该作用通过以下几个方面发挥：

（1）释放多种细胞因子如 IL-2 等，激活 CD8⁺T 细胞、NK 细胞核、巨噬细胞，增强效应细胞杀伤能力。

（2）释放 IFN-γ、TNF 等作用于肿瘤细胞，促进 MHC-Ⅰ类分子的表达，提高靶细胞对 CD8⁺CTL 的敏感性；TNF 还有直接破坏肿瘤细胞的功能。

（3）促进 B 细胞增殖、分化，产生抗体，通过体液免疫途径杀伤肿瘤细胞。

（4）少数 CD4⁺T 细胞可识别某些肿瘤细胞 MHC-D 类分子提呈的抗原肽，直接杀伤肿瘤细胞。

（5）激活的 CD4⁺T 细胞可能诱导迟发型超敏反应，吸引炎症细胞，如巨噬细胞、中性粒细胞、嗜酸性粒细胞以及 NK 细胞等到肿瘤细胞附近，发挥杀伤作用。大部分的研究表明，CD4⁺T 细胞介导肿瘤抑制是 MHC-非依赖性的，然而，也有一些证据表明 CD4⁺T 细胞能够以 MHC 限制性的形式识别肿瘤细胞并且裂解它们。

2. CD4$^+$T 细胞对 CD8$^+$T 细胞的辅助作用

CD4$^+$T 细胞对于记忆性的 CTL 应答的产生是必需的，且 CD4$^+$T 细胞对于维持 CD8$^+$T 细胞的记忆和促进其存活也是重要的。共转移 CD4$^+$T 细胞和 CD8$^+$T 细胞可以明显延长过继转移的肿瘤浸润淋巴细胞的寿命，CD4$^+$T 细胞通过肿瘤坏死因子相关的凋亡诱导配体（tumor necrosis factor related apoptosis induced ligands，TRAIL）依赖的机制控制记忆性 CD8$^+$T 细胞的产生。在缺乏 CD4$^+$T 细胞的辅助下，激活的 CD8$^+$T 细胞会上调 TRAIL，再次遇到抗原时导致激活诱导的细胞死亡（AICD），而那些在 CD4$^+$T 细胞辅助下激活的 CD8$^+$T 细胞不会上调 TRAIL，当再次遇到抗原时就会产生大量的克隆扩增。这代表了一种复杂的机制，通过这种机制免疫系统避免自身免疫，在无 CD4$^+$T 细胞辅助的情况下，体内产生的针对自身抗原的 CD8$^+$T 细胞再次遇到此抗原时，该 T 细胞则行 AICD。

（四）γδT 淋巴细胞抗肿瘤效应

γδT 淋巴细胞主要分布在黏膜和皮下组织，在外周血淋巴细胞中仅占 1%~10%，具有细胞毒活性的比例更低。它们表达 CD3，但大多数呈 CD4 和 CD8 双阴性，少数表达 CD8。TCRγδ 有与 TCRαβ 和免疫球蛋白（Ig）相类似的结构特征，以及与 TCRαβ 和 Ig 相同的多样性。其介导的免疫介于固有免疫和适应性免疫之间，主要在免疫应答的早期发挥作用。

1. γδT 细胞抗原识别方式

γδT 细胞主要以非 MHC 限制性和抗原非特异性方式直接或间接识别肽类物质，包括 MHC-I 类样分子或热休克蛋白呈递的多肽或非肽类抗原，如磷酸胸腺嘧啶、单烷基磷酸酯和焦磷酸盐。极少数 γβT 细胞对抗原肽 MHC-I/II 类复合物发生应答。γδT 细胞不仅能识别处理过呈递性抗原，且还能像 Ig 一样直接识别天然蛋白，如能够识别完整的、未经加工的单纯疱疹病毒的膜糖蛋白。

总的来说，αβT 细胞识别由 MHC-I 和 MHC-R 类分子呈递的抗原肽，启动抗肿瘤特异性免疫过程。NK 细胞主要识别 MHC-Ⅰ 分子表达缺陷或异常的肿瘤细胞，从而弥补 CTL 无法识别 MHC-I 类分子阴性肿瘤细胞的缺陷。γδT 细胞主要以非 MHC 限制性和非抗原特异性方式直接识别肿瘤细胞表面的肽类或非肽类抗原。由于下述的几项特点，使得 γδT 细胞可能成为肿瘤免疫过继治疗的新的候选者：①γδT 细胞介导的非特异性肿瘤细胞毒可克服肿瘤特异性免疫应答在应用上的限制；②γδT 细胞对实体或血液肿瘤均有杀伤，从而克服了 NK 细胞对实体肿瘤基本无作用的缺点；③γδT 细胞的产生细胞因子和细胞毒的双重功能使在体内能够发挥更全面的功能；④γδT 细胞识别抗原的多重方式使其更易在体内发挥作用；⑤γδT 细胞的体外扩增无需肿瘤抗原的刺激，其为过继治疗所需的体外扩增技术简单易行。

2. γδT 细胞抗肿瘤免疫机制

γδT 细胞功能表现为细胞毒作用和产生细胞因子的功能。一方面，与 NK 和 CTL 类似，可裂解自体和同种异体肿瘤细胞。活化的 γδT 细胞可表现出非抗原特异性细胞毒作用，仅可偶尔观察到其抗原特异性反应。γδT 细胞的细胞毒作用主要通过以下三种机制完成：①通过 γδTCR 受体介导，能特异性杀伤靶细胞；②通过表达的 CD94 和 p58 等 NK 及 LAK 细胞的表面受体，而具备了非特异性杀伤靶细胞的功能；③通过表达的 FcR 介导，产生抗体依赖性细胞毒作用。γδT 细胞主要通过颗粒蛋白/穿孔素途径介导的细胞毒作用及通过 Fas/Fas-L 触发凋亡过程，发挥杀死肿瘤细胞的作用。另一方面，与 T 辅助细胞类似，能在不同抗原刺激下产生 Th1 或 Th2 样细胞因子。IL-2、IL-4、IFN-γ、GM-CSF、TNF-α 等，作用类似于 $CD4^+T$ 细胞，即肿瘤抗原对之进行特异性激发后分泌淋巴因子，激活 B 细胞、巨噬细胞、NK 细胞，并通过其活化的细胞发挥抗肿瘤作用；γδT 细胞还分泌与 αβT 细胞相同的细胞因子，如溶细胞因子、穿孔素、颗粒酶、Fas/FasL 和 IFN—γ，也分泌特征性细胞因子，如成纤维细胞生长因子Ⅶ等。γδT 细胞的抗肿瘤作用兼具 NK、CTL 和 Th 细胞的功能特点。

二、自然杀伤细胞的抗肿瘤免疫效应

自然杀伤细胞属于第三群淋巴细胞，存在于血液和淋巴组织中。骨髓是自然杀伤细胞分化的主要场所。多能造血干细胞分化为淋栏干细胞，在白细胞介素-1的作用下定向发育为自然杀伤细胞。其表面没有抗原识别受体，杀伤靶细胞不需要预先受抗原刺激，也不受 MHC-Ⅰ类分子的限制，故称自然杀伤细胞，在机体早期抗肿瘤和免疫监视中具有重要意义。

（一）自然杀伤细胞受体分类

NK 细胞功能的发挥主要依赖于 NK 细胞能够表达多种能与主要组织相容性复合物或非 MHC 类配体结合的受体，传递抑制性或激活性信号，调节 NK 细胞的活性。NK 细胞主要受体如下：

1. NK 细胞免疫球蛋白样受体

NK 细胞免疫球蛋白样受体（killer cell immunoglobulin-like recep-tor，KIR）主要表达于 NK 细胞和部分 T 细胞的表面。NK 细胞免疫球蛋白样受体为Ⅰ型跨膜糖蛋白，属免疫球蛋白（Ig）超家族成员，分为含有免疫受体酪氨酸抑制基序（immunoreceptor tyrosine-based inhibitory motifs，ITIM）的抑制性受体和含有免疫受体酪氨酸激活基序（immunoreceptor tyrosinebased activation motifs，ITAM）的活化性受体两类。通常情况下，当抑制性 KIR 与 MHC 分子结合后，引起 KIR 分子在膜中聚集，使 ITIM 中的酪氨酸发生磷酸化，使得 NK 细胞传递抑制性信号，对靶细胞不产生杀伤。活化型受体缺乏 ITIM 基序，在穿膜区含有一个带正电的赖氨酸残基，该残基可与 DAP12（DNAX-activating protein of 12KD，是不同分子量的 DNAX 活化蛋白）结合，该分子含有免疫受体酪氨酸激活基（immunorecep-tor tyrosine-based activation motifs，ITAM）传递激活信号。

2. C 型凝集素受体

C 型凝集素受体属 C 型凝集素超家族的 MHC－Ⅰ类分子受体，是 CD94 和 NKG2 形成的二聚体，属 H 型跨膜蛋白。CD94/NKG2 家族有 8 个成员（CD94/NKG2A，B，C，D，E，F，H，I），只有 NKG2A/B 为抑制性受体，具有含免疫受体酪氨酸抑制基序的长胞质区；其他的是活化性受体，具有含免疫受体酪氨酸活化基序的短胞质区。在人类中，NKG2D 除表达于所有的 NK 细胞上外，NKD2D 在未受刺激的外周血 CD8$^+$T 细胞、γδT 细胞、活化的巨噬细胞以及肠上皮内 γδT 细胞上都有表达。

3. 非 MHC－Ⅰ类分子依赖性 NK 激活受体

目前已发现三种属于免疫超家族成员的非 MHC－Ⅰ类分子依赖性 NK 激活受体（Non－MHC class Ⅰ－specific activating NK cell receptors）：NKP46、NKP44、NKP30，统称为自然细胞毒受体（NCR）。NKP30、NKP46 在静息及激活的 NK 细胞上均有表达，可对多种靶细胞产生细胞毒作用，包括自身、同种异体和异种来源的肿瘤转化细胞。上述三种受体介导 NK 细胞杀伤靶细胞的能力与细胞表面受体密度有关，高表达此类分子的 NK 细胞称为 NCR bright，反之则称为 NCR dull。前者的细胞毒作用由 NCR 介导，后者的细胞毒作用需要 NCR 和 NKG2D 的联合作用。NKp44 主要表达于被白细胞介素－2 诱导活化后的 NK 细胞表面，故可作为活化 NK 细胞最好的膜表面标志，提示活化后的 NK 细胞比静息 NK 细胞作用强，可能与 NKp44 有关。

4. CD226 分子

CD226 分子又称血小板 T 细胞活化抗原 1，主要表达于 NK 细胞、活化 T 细胞、巨核/血小板谱系细胞等。CD226 分子是 NK 细胞活化性受体，而且是启动 NK 细胞杀伤肿瘤活性的主要分子。CD226 的特异性配体是脊髓灰质炎病毒受体（CD155）以及连接素－2（CDH2）。在 NK 细胞杀伤多种肿瘤细胞的过程中，NK

细胞的杀伤活性与 CD226 配体分子 CD112/CD155 的表达水平密切相关，而且阻断试验发现 CD155 比 CD112 的作用更为重要。

（二）自然杀伤细胞的抗肿瘤作用机制

作为天然免疫的一部分，NK 细胞在抵抗病毒感染和恶性肿瘤的臂免疫中发挥着重要的作用。NK 细胞可通过其激活性和抑制性受体，而不需要对其免疫受体基因进行重排，以 MHC 非依赖性的方式对肿瘤细胞和受病毒感遍细胞进行杀伤。这种 NK 细胞的细胞毒性作用不需要致敏，且能被一些细胞因子，如 IL-2 等激活而增强。激活的同种异体 NK 细胞的过继性治疗在某些白血病和实体瘤的治疗中具有一定的疗效。但是在大多数病例中，NK 细胞介导的抗肿瘤反应很弱，这可能与其表达的抑制性受体生存能力低、效应细胞迁徙到肿瘤部位的能力受限等有关。

目前的研究认为，NK 细胞通过以下几种机制来杀死靶细胞：

1. 通过释放含有穿孔素和颗粒酶的胞浆颗粒来调控靶细胞的凋亡

这是 NK 细胞清除病毒感染细胞和肿瘤细胞的主要途径。NK 细胞和肿瘤细胞接触几分钟后，细胞毒性颗粒的内容物被释放到 NK 细胞和肿瘤细胞间的裂隙，这些颗粒中含有的穿孔素能在靶细胞膜上形成孔道，破坏肿瘤细胞膜，使丝氨酸蛋白酶进入细胞内，同时细胞内大分子物质流出细胞外，最后导致白血病溶解。穿孔素缺陷小鼠对表达 MHCI 类分子的同种造血和上皮肿瘤细胞的杀伤能力减低了90%，说明穿孔素是 NK 细胞介导的细胞毒作用所必需的。另外，颗粒酶与穿孔素具有协同作用，对 NK 细胞产生最佳细胞毒效应起着重要作用。

2. 通过死亡受体介导靶细胞的凋亡

NK 细胞表达至少三种肿瘤坏死因子（tumor necrosis factor，TNF）超家族配体，即 FasL、TNF 和 TNF 相关凋亡诱导配体（TNF related apoptosis inducing ligand，TRAIL），这些配体均能够诱导肿瘤细胞的凋亡。研究表明，Fas 作为一种普遍表达的受体分子，可表达于多种细胞表面，但 FasL 的表达却通常只表达于活化的 T 细胞和 NK 细胞上。尽管许多肿瘤细胞并不正常表达 Fas，但 NK 细胞能上调肿瘤细胞的 Fas 表达，然后通过 Fas/FasL 途径诱导其凋亡。

NK 细胞表面还能稳定表达 TNF，TNF 与肿瘤细胞表面的 TNF-R1 结合后，TNF-R1 的死亡结构域（death domain，DD）与 TNFR 相关死亡结构域蛋白分子的 DD 交联，后者作为一种辅助因子与 Fas 相关死亡结构域蛋白（Fas-associated death domain，FADD）结合，通过与 Fas-FasL 相同的途径诱导肿瘤细胞凋亡。

TRAIL 的一个最重要的生物学特点是选择性细胞毒作用，即 TRAIL 仅诱导肿瘤细胞、转化细胞或病毒感染细胞的凋亡，而不能够诱导正常细胞凋亡。IL-2 和 IL-15 可促进 NK 细胞表达 TRAIL，抗 TRAIL 的单克隆抗体或缺乏 TRAIL 则抑制 NK 细胞的杀伤作用，提示 TRAIL 介导的细胞凋亡是 NK 细胞杀伤肿瘤细胞的一个重要途径。

3. 分泌细胞因子介导杀伤作用

NK 细胞还能分泌许多效应性细胞因子，如 IFN-γ、TNF、IL-5、IL-13、GM-CSF 等，而且在 NK 细胞不同分化阶段所产生的细胞因子并不完全相同，如成熟的 NK 细胞在获得产生 IFN-7 能力的同时却丧失了分泌 Th2 型细胞因子的功能。抗肿瘤药物 α-半乳糖神经酰胺等可通过刺激 NK 细胞分泌 IFN-γ 来抑制肿瘤血管形成而发挥抗瘤作用。活化的 NK 细胞还可释放 TNF-α 和 TNF-3 来杀伤靶细胞。

4. 通过 ADCC 效应介导杀伤作用

目前已知，NK 细胞可通过其膜表面低亲和力的 Fcγ R Ⅱ K 的介导来发挥抗体依赖性细胞毒作用。抗体与抗原结合后，NK 细胞的 Fcγ R Ⅲ 能识别并结合抗体的 Fc 段，导致自身的活化，进而引起靶细胞的破坏。这种由 NK 细胞介导的 ADCC 是抗体抗肿瘤活性的重要机制。

　　另外，NK 细胞还能激发继发肿瘤免疫。NK 细胞溶解肿瘤细胞后，其细胞碎片可以被树突细胞提呈给 T 细胞，产生针对肿瘤细胞的继发免疫。

　　尽管如此，研究人员在恶性肿瘤患者中却发现，NK 细胞的体外增殖能力和细胞毒性受到一定的损伤。这种 NK 细胞的功能障碍在一定程度上又促进了肿瘤的存在和转移。还有证据表明，肿瘤细胞本身还可通过一定的机制，如上调经典的（HLA-A，B，C）和非经典的（HLA-G，E）分子来逃避 NK 细胞的免疫监视。这些 HLA 等位基因能够与 NK 细胞表面的某些杀伤细胞免疫球蛋白样受体结合（killer cell immunoglobulin like receptors，KIRs），抑制 NK 细胞的功能。

　　目前，NK 细胞识别肿瘤细胞机制仍有许多问题有待解决，其特异性是如何产生的及其信号传导途径机制尚不完全清楚。

三、巨噬细胞抗肿瘤免疫效应

　　在抗肿瘤免疫中，巨噬细胞具有吞噬杀伤功能、抗原呈递功能，参与调节特异性 T 细胞免疫等功能。未活化的巨噬细胞对肿瘤细胞无杀伤作用，活化后作为效应细胞产生非特异性杀伤和抑制肿瘤作用。单核巨噬细胞杀伤肿瘤细胞而不杀伤正常细胞，其抗肿瘤作用的机制有：

　　（一）直接杀伤肿瘤细胞

　　巨噬细胞膜与肿瘤细胞膜密切接触，细胞膜相应融合，激活的巨噬细胞内的溶酶体等直接进入肿瘤细胞内，使肿瘤细胞溶解破坏。

　　（二）产生肿瘤坏死因子 α

　　肿瘤坏死因子 a（Tumor Necrosis Factor-alpha，TNF-α）是巨噬细胞杀伤肿瘤细胞的主要机制。TNF-α 是迄今为止发现的抗肿瘤作用最强的细胞因子，是所有细胞因子中唯一具有直接杀伤肿瘤细胞的因子。其通过 TNF 受体介导对肿瘤细胞的直接杀伤作用或抑制肿瘤细胞生长、诱导肿瘤细胞的凋亡；通过损伤肿瘤的血供系统而导致肿瘤坏死；通过引起肿瘤局部的炎症反应和机体的免疫系统发挥抗肿瘤作用。

（三）产生自由基发挥抗肿瘤效应

巨噬细胞吞噬肿瘤细胞后，细胞内可产生自由氧基如一氧化氮（NO），通过NO 发挥抗肿瘤效应。NO 是一种简单而不稳定的自由基，参与血管平滑肌的舒张、抑制血小板聚集、传递神经信息和免疫调节等生理过程，也是一种细胞毒性因子。其可能通过以下几方面的作用发挥抗肿瘤效应：①激活鸟苷酸环化酶，使细胞内第二信使物质 cGMP 增多，cGMP 激活蛋白激酶，使蛋白质磷酸化，活性增强；②NO 产生自由基，通过脂质的过氧化反应可以影响细胞膜、生物大分子的结构和功能，造成细胞损伤；③NO 干扰肿瘤细胞线粒体的呼吸功能，影响线粒体酶的活性，细胞的能量代谢受抑制，改变细胞膜的通透性等，从而表现出细胞毒活性；④NO 调节多种细胞因子的产生，通过各种细胞因子而发挥抗肿瘤作用。

（四）通过 ADCC 作用杀伤肿瘤细胞

巨噬细胞表面表达有 Fcy 受体（高亲和力的 $Fc\gamma R \ I$ 和 $Fc\gamma R \ III$），可与肿瘤细胞的抗原抗体复合物结合，通过 ADCC 作用杀伤肿瘤细胞。

（五）抗原提呈功能

巨噬细胞是机体内重要的抗原提呈细胞，能够吞噬、捕获肿瘤抗原，在细胞内加工处理并与 MHC-II 类抗原一起表达于细胞表面，将抗原提呈给 $CD4^+$ 的 MHC-II 类抗原限制性 T 细胞，通过活化了的 T 细胞发挥抗肿瘤作用。

（六）免疫调节功能

激活的巨噬细胞可分泌多种细胞因子，发挥免疫调节功能。如释放细胞因子IL-1，刺激 T 细胞增殖分化，增强 NK 细胞活性，杀伤肿瘤细胞；分泌 IL-12 激活 NK 细胞，促进 Th1 细胞分化；分泌 IFNγ 激活 NK 细胞和 CTL 细胞，增强免疫应答；分泌前列腺素 E、白三烯 B4、血小板活化因子（platelet activating factor，PAF）、TNF-a、IL-1 等，可使血管通透性增加，有利于免疫分子和免疫细胞的聚集和渗透；同时 IL-8 和巨噬细胞戴帽蛋白-1（macrophage capping protein，MCP-1）可诱导 Mφ 表面黏附分子：白细胞功能相关抗原-1（leucocyte function associated antigen-1，LFA-1）和细胞间细胞黏附分子-1（inter-cellular cell adhesion molecule-1，ICAM-1）结合，增加对上皮细胞的黏附。TNF-α、IL-1、IL-6 称为致热原，可引起机体发热反应，促进 B 细胞的增殖和分化。

四、树突状细胞抗肿瘤免疫效应

树突状细胞是最有效的抗原呈递细胞，其抗原呈递能力远远强于其他的抗原呈递细胞（如 B 细胞和巨噬细胞）。它能够通过吞噬作用、胞饮作用和受体介导的内吞作用而高效地捕捉抗原（如凋亡和坏死的细胞，微生物及可溶性的外源蛋白等），向 T、B 细胞递呈抗原。

（一）树突状细胞抗原递呈方式

1. 向 T 细胞递呈抗原

成熟的 DC 可高水平表达 MHC（Ⅰ类、Ⅱ类）分子，协同刺激分子（B7-1、B7-2）、黏附分子（ICAM-1、ICAM-2、LFA-1、LAF-3）、CD1 分子、CD40 分子等，并分泌多种趋化因子和细胞因子。这使得 DC 可以直接活化未致敏 T 细胞高水平表达 MHC Ⅰ、MHC Ⅱ分子，与细胞内加工形成的抗原决定簇形成复合体，并表达于树突状细胞表面，为激活抗原特异的 T 淋巴细胞提供必需的第一信号；高水平表达共刺激分子及黏附分子，为激活抗原特异的 T 淋巴细胞提供必需的第二信号。这一功能的履行需在 T 细胞大量集中的外周淋巴器官中，因此 DC 的抗原递呈功能往往由并指状树突细胞执行，因并指树突状细胞分布于次级淋巴组织和胸腺髓质中的 T 细胞区。另外，树突状细胞具有强的运动性，能够将捕捉到的抗原从外周组织转运到初级和次级淋巴器官，进入淋巴器官后，发挥其抗原的递呈功能。典型的例子是分布于表皮中的朗格罕细胞，这是一类未成熟的 DC，它在皮肤表面摄取抗原后转移至局部淋巴结，成为成熟 DC 而大量表达 MHC 分子、B7 分子和黏附分子。

2. 向 B 细胞递呈抗原

DC 中的滤泡树突细胞与众不同。它们除了具有树突状形态外，和其他 DC 并无共同之处。不仅起源不同，而且 FDC 不表达 MHC-Ⅱ类分子，不参与 T 细胞的活化。在初级淋巴滤泡中，发现许多 B 细胞聚积在 FDC 所构成的致密网络中，提示此类 DC 和 B 细胞的活化及体液免疫密切相关。FDC 的特点是大量表达补体受体（CR1、CR2、CR3）和免疫球蛋白 Fc 受体，而且这些 Fc 受体不参与受体介导的胞吞作用而不发生内吞，因而在 FDC 表面可长期停留，时间可以是数周、数月，甚至数年。这样，抗原分子就可以以 Ag-Ab 复合物的形式被保留和浓缩在 FDC 表面，使得聚积在其周围的 B 细胞被有效地激活，因而滤泡树突细胞被称为 B 细胞的抗原递呈细胞。另外，FDC 还具有吸引和招募 B 细胞至淋巴滤泡的功能，并参与抗体亲和力成熟，在抗肿瘤的体液免疫反应中发挥着重要作用。

（二）树突状细胞抗肿瘤免疫机制

DC 提呈抗原，引起 CTL 活化，活化后的 CTL 再诱导瘤细胞凋亡，循环往复，可进一步放大其抗肿瘤效应。目前普遍认为，DC 吞噬凋亡细胞的交叉抗原提呈是激发宿主抗肿瘤免疫的主要途径。其抗肿瘤的主要机制是：

DC 捕获肿瘤抗原后将其提呈给 T 细胞，同时 DC 提高协同刺激分子 B7-1、B7-2 和 CD40 表达，使 T 细胞激活，从而启动 MHC-Ⅰ类限制性 CD8[+]CTL 和 MHC-Ⅱ类限制性 CD4[+]Th1 抗肿瘤免疫反应。

DC 与 T 细胞结合后，通过自分泌或诱导其他细胞分泌大量 IL-12 启动 CD4[+]

Th1 相关免疫应答。IL-12 能够诱导 T 细胞、NK 细胞、LAK 细胞产生大量 IFN-γ，增强 NK、CTL 对肿瘤细胞的溶解、杀伤作用。IL-12、IFN-γ 还可影响肿瘤血管形成而抑制肿瘤生长。

DC 分泌趋化因子，专一趋化初始型 T 细胞聚集于肿瘤部位。DC 可通过细胞因子 IL-18 和巨噬细胞炎症蛋白-1（macrophage inflammatory protein-1，MIP-1）等趋化因子促进效应 T 细胞定向迁徙于肿瘤部位，发挥抗肿瘤效应。

五、中性粒细胞抗肿瘤免疫效应

中性粒细胞又称多形核白细胞（polymorphonuclear，PMN），是循环白细胞中最多的成分，也是一线抗感染、抗炎症的成员。此外，PMN 亦释放可溶性趋化因子来介导特异性和非特异性免疫细胞的迁移。PMN 在免疫细胞和内皮细胞的复杂交流中起作用，而这种交流是先天性免疫和获得性免疫的桥梁。尽管 PMN 的许多生物学特性已十分清楚，但 PMN 潜在的抗肿瘤作用仍未得到高度重视，因为大家广泛重视 T 细胞的抗肿瘤作用，忽略了 PMN 的作用。PMN 对肿瘤的反应可表现在全身、局部和肿瘤内部。一些研究提示，肿瘤内有 PMN 的浸润与较好的预后相关。

最新的研究表明，PMN 可能通过免疫监视而起到抗肿瘤作用。PMN 的抗肿瘤作用可能与下列情况的相互作用有关：肿瘤细胞释放的细胞因子和化学因子的种类和数量；PMN 的活性、数量和增殖的程度。在肿瘤增长区域的形态组织学和超微结构显示，由 PMN 引起的损伤有两种形式：一是以细胞毒性作用肿瘤细胞所致液化为主的坏死。PMN 从血液中游出通过一系列 PMN 和内皮细胞的交互作用进入到肿瘤内，新生的 PMN 能够产生若干种细胞毒性介质，如反应性 IL-1、TNF、次氢酸等，介导破坏肿瘤细胞，还可通过 ADCC 作用杀死肿瘤细胞。二是以肿瘤血管内皮细胞为靶目标所产生的缺血或出血性坏死。PMN 能黏附在肿瘤血管内皮细胞上，使氧化剂和水解酶聚集，造成内皮损害和基质降解，从而引起肿瘤血管的损伤，造成肿瘤缺血或出血性坏死。

肿瘤患者循环中的 PMN 活性被大多数化疗药物所产生的细胞毒性作用所损害，所以增加肿瘤微环境中的 PMN 数量和活性的系统方法有可能成为肿瘤治疗的一种新的途径。

第二节　体液免疫效应机制

B 细胞接受第一和第二信号后，激活分化为浆细胞，产生以 IgG 为主的抗体分子。因此，所谓体液免疫效应主要是指抗体所发挥的效应功能。其目标主要是清除细胞外的病原菌及其产生的毒素等抗原异物。抗肿瘤抗体虽可通过多种方式发挥作用，但总体来说，抗体并不是抗肿瘤免疫的重要因素。其作用机制如下：

一、抗体依赖的细胞毒作用和补体依赖的细胞毒作用

通过抗体依赖的细胞毒作用（antibody dependent cellular cytotoxi-city，AD-CC）杀伤肿瘤的抗体主要为 IgG，抗体的 Fab 段特异结合肿瘤细胞表面抗原，而 Fc 段与巨噬细胞、NK 细胞和中性粒细胞等 Fc 受体结合，刺激这些细胞释放多种效应分子（如 TNF 等）杀伤肿瘤细胞。在实验中发现，ADCC 对肿瘤细胞的杀伤仅需较少的抗体分子，其效应强于补体依赖的细胞毒作用（complement dependent cellular cytotoxicity，CDCC）。制备这类抗体进行被动免疫可阻止肿瘤的生长，因此 ADCC 在抗肿瘤中起重要作用。

抗肿瘤免疫中参与 CDCC 的抗体主要为 IgG 类（IgG1 和 IgG3）。抗体特异性结合肿瘤细胞表面抗原后，抗体变构并暴露补体结合部位，活化补体级联反应，导致肿瘤的裂解。不同肿瘤细胞对 CDCC 的敏感性不同，白血病细胞较敏感，而大多数实体瘤如黑色素瘤、肉瘤等均不敏感；CDCC 主要杀伤分散状态的悬浮肿瘤细胞或少量经体液转移的实体瘤细胞，对防止肿瘤转移有一定的作用。

二、抗体的其他效应功能

（一）调理作用

体内吞噬细胞可通过表面 Fc 受体增强吞噬结合了抗体的肿瘤细胞的作用，具有这种调理作用的抗体主要为 IgG。肿瘤细胞进入吞噬细胞胞质体内，在溶酶体酶作用下被溶解和破坏。血清中被激活的补体成分 C3b 和 C5a，通过和吞噬细胞表面 CR1 的结合，也可提高吞噬细胞的活性，增强对肿瘤细胞的作用。

（二）抗体封闭肿瘤细胞上的某些受体，抑制肿瘤细胞的增殖

某些肿瘤抗原是与肿瘤细胞的恶性转化、增殖和转移密切相关的蛋白质，抗体与肿瘤结合以后，发挥阻遏作用。如乳癌细胞中 HER-2/neu 基因激活异常表达 P185，应用抗 p185 抗体—曲妥珠单抗与膜表面抗原结合，即可阻止乳癌细胞的生物学活性，抑制乳癌细胞的增殖。抗体还可封闭某些肿瘤细胞转铁蛋白受体，抑制肿瘤的生长。

（三）抗体使肿瘤细胞的黏附特性改变或丧失

抗体与肿瘤细胞膜抗原结合后，干扰肿瘤细胞的黏附性，阻止其克隆形成和与血管内皮细胞的黏附，这对于防止肿瘤转移具有重要意义。

理论上讲，抗体可通过上述方式发挥抗肿瘤作用，而且人们应用单克隆抗体治疗某些肿瘤已取得一定的疗效，但是有许多实验证据表明，在荷瘤宿主的自然状态下，抗肿瘤的体液免疫应答似乎与宿主对肿瘤的抵抗性无关。相反，在某些情况下，肿瘤特异性抗体非但不能杀伤肿瘤细胞，反而会干扰特异性细胞免疫应答对肿瘤细胞的杀伤作用，这种具有促进肿瘤生长作用的抗体被称为增强抗体。一般认为增强抗体是通过覆盖了肿瘤细胞抗原位点，而封闭了杀伤性免疫细胞的作用。

第四章　肿瘤微环境与肿瘤免疫

肿瘤微环境由肿瘤细胞和其周围成纤维细胞、上皮细胞、固有及特异性免疫细胞、肿瘤血管和淋巴管结构的组成细胞、组织特异性的间叶细胞及它们的表达产物、代谢物质等成分构成，是肿瘤发生、生长的局部环境。除肿瘤细胞以外的所有成分统称为肿瘤间质。肿瘤是以基因表达调控异常和细胞恶性增生为基本特征的"多基因病"，是一个多因素、多阶段、多环节的逐渐发展过程，涉及细胞本身变化及外界因素两个根本方面。微环境中癌细胞与间质间存在不同层面、不同环节的相互作用。就癌细胞而言，间质可影响其从发生到转移的全过程，对肿瘤起增强或抑制作用。就间质而言，肿瘤可导致其理化性质、成分、细胞因子构成等发生改变，形成一个尽可能有利于、甚至促进肿瘤生长的微环境。这种相互作用贯穿肿瘤生长的始终，发生在肿瘤发生发展过程中的不同环节，是一个动态的过程。肿瘤与间质相互适应、相互作用，甚至相互利用，表现出"亦敌亦友"的关系，呈现高度的动态平衡。因此不能孤立地离开肿瘤局部环境来看肿瘤，也不能忽视肿瘤而片面地看微环境。从某种角度看，肿瘤的生物学特性并不是生来就有的，也不是一成不变的，而是可变甚至是可逆转的。细胞微环境是一个维持细胞正常功能处于动态平衡的内环境，肿瘤细胞的微环境同样也是维持肿瘤细胞异常功能及其对抗癌药抵抗等特性所必需的。因而新一代抗癌药不仅需要具有抑制和杀伤肿瘤细胞的能力，还要注重逆转肿瘤细胞的微环境。针对肿瘤细胞微环境的药物设计，将代表未来抗肿瘤药物发展的方向。

因此，正确认识肿瘤微环境，把握肿瘤与间质相互作用的实质和关键，对于准确认识肿瘤起始、演进和转移的全过程，了解肿瘤发生、发展的客观规律，做好肿瘤的诊断、预防、干预治疗等都具有极其重要的意义。

第一节　肿瘤间质

肿瘤的发生发展由上皮和间质相互作用所形成的肿瘤-宿主界面微环境的平衡状态决定。任何实体瘤都由实质和间质两部分组成，广义上来说，肿瘤除了肿瘤细胞本身外，其余都属于肿瘤间质。对于上皮来源的肿瘤，基底膜将瘤细胞团与其他间质成分分开，在肉瘤、淋巴瘤等肿瘤中，瘤细胞直接分散于间质中。肿瘤间质的主要成分为：细胞外基质（extra cellular matrx，ECM）、组织液（含各种可溶性生物活性因子）、纤维素、血管及多种细胞组分（组织内固有的间质细胞，如 CAFs、肥大细胞及来自血液的淋巴细胞和其他炎症细胞）。

一、肿瘤实质性间质

与肿瘤实质关系密切的肿瘤间质有：纤维性间质、炎症细胞性间质和脉管性间质三种成分。

（一）纤维性间质

1. 弹力纤维

弹力纤维主要分布于癌巢周围，也可分布于癌巢之间的间质内。例如：在乳腺癌中硬癌和单纯癌的弹力纤维较多，而髓样癌较少。有人提及在癌前病变和早期癌阶段，弹力纤维增生。一旦癌瘤侵袭性生长时，弹力纤维减少乃至消失。肿瘤间质内弹力纤维不同程度的增生，其意义尚未明了。

2. 胶原纤维

在恶性肿瘤间质中，胶原纤维常致密成束，伴有不同程度的透明样变、硬化。癌巢常被硬化的间质压迫而固缩，呈条索状。由此认为，胶原纤维形成硬化性间质，在一定程度上可能反映出该癌细胞有较强的侵袭力。

3. 网状纤维

增生的网状纤维对癌巢形成包裹状态，可能是机体对肿瘤病灶的一种防御反应。从形态学上可观察到：分化较高的恶性肿瘤间质，其周围有较浓密的网状纤维包绕；而分化较差的恶性肿瘤，其癌巢周围却没有网状纤维或仅有稀疏的网状纤维包绕。网状纤维增生反应是阻止癌瘤生长的防御表现。

(二) 炎症细胞性间质

1. 淋巴细胞

淋巴细胞在肿瘤免疫机制中，对肿瘤具有免疫性防御功能已被公认。淋巴细胞在癌组织内浸润的重要性，随着免疫学的发展，这种推断得到了证实。临床资料表明：癌组织中及浸润的癌组织旁见大量的淋巴细胞浸润且密集成团，或呈灶性浸润于癌实质，其间癌细胞有不同程度的被分离、变性、核固缩或灶性坏死等现象。淋巴结转移癌的发生率，随着癌内淋巴细胞数减少而梯形上升，而且通过特殊方法观察，发现癌巢内的淋巴细胞多为 T 淋巴细胞，即细胞免疫功能的反映，和 B 淋巴细胞的"免疫监视"学说相吻合。

现有研究发现，肿瘤微环境中存在着一种免疫抑制性 T 细胞，即 $CD4^+CD25^+$ $FOXP3^+$ 调节性 T 细胞（regulated T，Treg），在肺癌、乳腺癌、胃癌、大肠癌等多种常见人体肿瘤中发现有该细胞，同时观察到肿瘤局部 T 细胞功能受到明显的抑制。有研究者通过各种方式"抑制"或"沉默"Treg 细胞的免疫抑制功能后发现免疫耐受状态得到逆转，肿瘤免疫治疗效果也得到增强。

2. 浆细胞

浆细胞产生免疫球蛋白（抗体），是机体内免疫细胞之一。癌间质内浆细胞的多少与存活期长短有一定关系，多者存活期长，反之亦然。然而也有研究发现 B 细胞在肿瘤微环境中的免疫抑制作用，去除了 B 细胞的小鼠，其负荷的肿瘤生长明显变慢甚至消除；在肿瘤发展的早期阶段，B 细胞可以通过使 CD4$^+$T 细胞失活，导致细胞毒性 T 淋巴细胞（CTL）免疫功能降低，从而促进肿瘤的生长。但目前 B 细胞介导肿瘤免疫耐受的机制尚不完全清楚。

3. 肿瘤相关成纤维细胞

肿瘤相关成纤维细胞（carcinoma-associated fibroblast，CAF）指存在于肿瘤间质中的活化的成纤维细胞。不同肿瘤的 CAF 具有相似的形态和功能，形态学上 CAF 具有纺锤形外形和锯齿状的细胞核，在体外表现出更强的增殖和迁移能力。通常以平滑肌肌动蛋白（smooth muscle actin，SMA）作为 CAF 的标志。CAF 对于肿瘤的影响与其生物学功能密切相关。通过分泌细胞因子或调节细胞外基质的成分，CAF 与上皮细胞相互作用，改变了上皮细胞表型，促进其向肿瘤转变。如过度表达 TGFβ 和（或）肝细胞生长因子（hepatocyte growth factor，HGF）的鼠纤维母细胞能够诱导正常人乳腺上皮癌变。其具有抑制肿瘤及促进肿瘤的双向作用：在正常组织中，TGF-β 限制上皮细胞增殖及肿瘤发生的作用，但在进展期肿瘤中，TGF-β 促进肿瘤细胞的 EMT，促进肿瘤的侵袭和转移。成纤维细胞活化蛋白（fibroblast activation proten，FAP）是肿瘤基质与伤口愈合时肉芽组织中活化 CAFs 表面表达的抗原物质，属于丝氨酸蛋白水解酶家族，为 H 型膜结合糖蛋白，具有二肽肽酶活性和胶原酶活性，可水解二肽肽酶、明胶和 I 型胶原，从而在肿瘤-宿主界面基质的降解和重建中发挥重要作用，对肿瘤浸润、转移及逆转具有重要意义。

4. 肿瘤相关巨噬细胞

既往多认为，巨噬细胞是抗肿瘤免疫调节过程中的一种重要细胞群，可以直接杀伤肿瘤细胞，或者通过呈递肿瘤相关抗原诱导机体免疫应答从而清除肿瘤。但是近年来逐渐认识到，肿瘤间质中的巨噬细胞即肿瘤相关巨噬细胞（tumor-associated macrophages，TAM），并非发挥抗肿瘤作用，而是参与了肿瘤发生、生长、侵袭和转移的过程，尤其是与肿瘤血管生成和淋巴管生成密切相关。

肿瘤间质中的巨噬细胞主要由起源于骨髓的单核细胞，在肿瘤细胞的诱导下，分化形成具有独特表型的巨噬细胞，它们可促进肿瘤细胞的增殖、抑制 T 细胞和自然杀伤细胞（natural killer cell，NK）的抗肿瘤活性。在某些情况下，TAM 可构成实体瘤细胞群体的 50%～80%，这种 TAM 的广泛浸润与乳腺癌、宫颈癌及膀胱癌的不良预后相关，但 TAM 在前列腺癌、肺癌及脑肿瘤中的作用尚有争议。在多数肿瘤组织中，肿瘤细胞和巨噬细胞似乎存在一种共生的关系：巨噬细胞在肿瘤细胞及其释放的可溶性分子的趋化下，迁移至肿瘤局部；TAM 产生大量的细胞因子则促进肿瘤的生长、增殖、转移及血管形成。因此，阐明巨噬细胞在微环境中功能变化的分子机制，以发挥其积极作用，激活巨噬细胞的抗肿瘤活性，将可能为未来肿瘤生物治疗提供新的线索。

5. 树突状细胞

树突状细胞（dendritic cell，DC）是专职抗原提呈细胞，对于免疫反应的启动、进展以及免疫耐受的诱导起至关重要的作用。然而在大多数肿瘤患者中，往往并不能产生 DC 介导的有效抗原提呈。

（1）肿瘤微环境中的某种成分抑制了 DC 成熟和功能：肿瘤细胞分泌的多种细胞因子能够抑制 DC 的分化成熟与寿命。GM-CSF 可以促进 DC 的分化成熟、迁移与寿命，并能直接传递抗肿瘤活性。但在 IL-10 存在的条件下，上述现象被抑制，许多肿瘤分泌的 IL-10 能抑制 DC 分化成熟，下调共刺激分子的表达和阻断 IL-12 的产生，而且还可能抑制 DC 在肿瘤内的聚集。利用免疫组化技术研究乳腺癌肿瘤组织中 DC 的表型，结果表明未成熟的 DC 主要存在于肿瘤组织内，而成熟的 DC 主要位于癌旁组织，因而认为肿瘤微环境中的某种成分，如巨噬细胞炎性蛋白 3α 等，可能抑制了 DC 成熟和共刺激分子的表达，使之失去成熟细胞所拥有的刺激 T 细胞的功能。肿瘤来源的可溶性因子不但可以抑制 DC 成熟，使之丧失功能，还能使来源于单核细胞的未成熟 DC 早期凋亡，细胞因子 IL-10、TGF-β 和 VEGF 对于 CD34$^+$ 及 CD14$^+$DC 前体细胞产生这种影响；另外 IL-12 可能是 DC 的抗凋亡因子，肿瘤细胞可以通过抑制其产生来引起 DC 的凋亡。

（2）乏氧环境能够抑制 DC 细胞的移行能力：DC 从外周移行至局部淋巴结，发挥免疫效应的重要过程之一就是穿越基底膜及连接组织。MMP-9 是参与 DC 迁移功能中至关重要的分子，其功能的正常发挥与 TMP 的表达水平密切相关。有研究发现，乏氧状态下诱导的 DCMMP-9 的表达水平下调，而 TMP1 的表达水平明显上调，提示乏氧环境可能通过影响 MMP-9/TMP-1 的表达平衡，从而导致 DC 的迁移活性发生改变，进而导致功能异常，产生局部的免疫抑制现象，使肿瘤细胞尤其是乏氧部位的肿瘤细胞发生免疫逃逸，形成局部浸润和远处转移。因此改变肿瘤局部的乏氧环境，有可能对 DC 的迁移活性和功能具有重要的调节功能，达到改善肿瘤局部免疫状态，从而达到防止肿瘤细胞的局部浸润和远处转移、提高肿瘤患者的生存的功效。

（三）脉管性间质

1. 血管

肿瘤间质新生血管与正常组织来源的新生血管相比，其结构缺乏完整性，管壁薄弱，缺乏平滑肌及完整的基底膜结构；内皮细胞之间存在较大的缝隙，通透性强；血管网结构紊乱，有大量的血管盲端、动静间短路及血管壁膨出等，导致组织间高压及渗出增加；具有明显的窗孔结构，对生长因子反应高、黏附因子表达高。这些都是造成肿瘤血管通透性高且新生旺盛的重要原因，导致肿瘤的快速生长，易于穿透血管壁形成远处转移。同时肿瘤微血管内皮细胞具有异质性，受宿主组织、肿瘤类型及肿瘤微环境的多重影响。有研究表明，肿瘤微环境低氧是体内肿瘤的常见现象，而作为对低氧微环境的适应，肿瘤的新生血管生成加强和糖酵解增加，这也与肿瘤的侵袭性、转移性密切相关。

肿瘤间质的血管可以在原有血管的基础上的血管新生，即：宿主成熟血管内皮细胞在周围环境中的促血管新生因子作用下发生分裂、增殖而形成的肿瘤微血管内皮细胞（tumor-derived micro-vascular endothelia cell，TdMEC）。另外还有一种方式为血管发生：来源于骨髓或循环系统中内皮细胞的前体，在趋化因子的作用下，定位于肿瘤缺血缺氧组织，然后在某些诱导因子的刺激下发生定向分化，形成成熟内皮细胞，并在血管新生因子如血管内皮生长因子（Vascular Endothelium growth factor，VEGF）、碱性成纤维细胞生长因子（basic fibroblasts growth factor，bFGF）、酸性成纤维细胞生长因子（Acidic Fibroblast Growth Factor，aFGF）等的刺激下发生增殖，最后形成 TdMEC。正常血管内皮细胞是成熟的血管内皮细胞，处于静止的非分裂状态；而肿瘤微血管内皮细胞处于不成熟的、快速分裂状态。血管新生活性的转变在肿瘤血管快速增生、肿瘤快速发展和转移中起重要的作用，所以在肿瘤治疗时，同时处理肿瘤细胞和血管内皮细胞要比单独处理内皮细胞有效得多。如抗血管生成的单克隆抗体贝伐单抗治疗晚期乳腺癌时，单药总有效率仅 17%，联合化疗药（卡培他滨）后总有效率达 30.2%，显著高于单药组。通过对 TdMEC 的深入研究，可以为将来的抗肿瘤治疗提供新的途径和方法。抗血管生成治疗既可以成为单独应用的治疗手段，也可以与传统的放化疗等方法结合，在抗肿瘤治疗中发挥重要的作用。

2. 淋巴管

淋巴系统是除血管之外最重要的参与体液循环的系统，肿瘤内是否有淋巴管生成，新生淋巴管存在于肿瘤实质内还是在肿瘤间质中，各家报道不一。Vleugel 等认为肿瘤内无淋巴管存在，仅在癌边缘及癌旁组织中发现毛细淋巴管。Sedivy 等通过淋巴管标记物 Podoplann 研究口腔鳞状细胞癌淋巴管密度发现，肿瘤内淋巴管密度较正常组织显著提高，淋巴管密度与 VEGF-C 表达水平显著相关，认为 VEGF-C 表达激发了肿瘤内淋巴管增生，增生的淋巴管加大了肿瘤颈部淋巴结转移的危险性。肿瘤转移过程主要包括：肿瘤细胞从原发病灶脱离，穿越基底膜进入管腔，最后穿出脉管进入组织形成转移灶。肿瘤细胞通过分泌蛋白溶解酶，致使邻近细胞的间隙打开并穿出细胞连接进入淋巴管。从原发灶游离出的肿瘤细胞越多，形成转移的可能性就越大。肿瘤间质淋巴管密度增大，就扩大了癌细胞与淋巴管接触的机会．为癌细胞的外出转移创造了条件。

目前对淋巴管的研究较少，主要原因有：一是由于强调血管生成对癌转移的重要性掩盖了可能存在的淋巴管生成对肿瘤转移的作用；二是未发现特异的鉴别淋巴管内焉细胞的标记物，长期以来对淋巴管生成的鉴定较为困难；三是未发现有效促进淋占管生成的细胞因子。随着淋巴管内皮细胞相关因子研究的进展，探讨淋巴管生成与肿瘤转移扩散的关系成为肿瘤研究的新热点。

3. 淀粉样物

恶性肿瘤和许多慢性消耗性疾病都可引起组织内继发性淀粉样物沉着。最常见的有甲状腺髓样癌和多发性骨髓瘤，也可见于肾癌、皮肤癌、鼻咽癌、乳腺癌等。组织化学证实了它是一种粘多糖，认为淀粉样物沉着是肿瘤特异性免疫过程中，浆细胞产生抗体和抗原结合而形成的复合物，然后在组织内沉着。至于淀粉样物沉着究竟起促进还是抑制肿瘤作用，还有待于探讨。

4. 钙化

恶性肿瘤组织内的特异性或非特异性钙化，可作为诊断的依据。如甲状腺癌、乳腺癌、卵巢癌等出现钙化（砂粒体），砂粒体以乳腺癌、甲状腺癌及卵巢癌出现率高。在组织学类型中以乳头状腺癌为多。肿瘤钙化的形态大致可分为坏死型和砂粒体型。坏死型钙化见于肿瘤坏死及黏液潴留部位，无特殊结构，可见于高分化腺癌的腺管内及坏死组织内，也可出现在黏液癌潴留浓缩的黏液湖内。癌组织内的钙化有何生物学意义，目前还不明了，可能与肿瘤进展有关。

综上所述，肿瘤的间质是错综复杂的，类型区分各家不一，各种成分的意义亦尚未完全明了。

二、肿瘤可溶性间质

肿瘤细胞或基质细胞可以分泌多种细胞因子，如 TGF-β，VEGF、IL-10、PGE2、趋化因子等。在这些因子中，有一些可以直接抑制 T 细胞功能，促进肿瘤免疫耐受的形成。

（一）转化生长因子-β

是迄今发现的最强的肿瘤诱导产生的免疫抑制因子，许多肿瘤如前列腺癌、胃癌和乳腺癌等恶性肿瘤细胞中呈过度表达，也可以由多种基质细胞表达，抑制多种免疫细胞如 TIL、DC、NK 细胞的增殖、分化或免疫活性而介导肿瘤局部的免疫抑制。其过度表达还可以导致肿瘤转化、侵犯和转移。在很多肿瘤的宿主血浆中也发现有 TGF-β，它能对抗 IL-2 引起的免疫刺激作用。体内外研究发现，CD4$^+$Th 细胞往往易受 TGF-β 的影响。另外有报道 TGF-β 可通过降低肿瘤细胞表面 MHC-H 类抗原的表达来降低机体对肿瘤的免疫应答。有些肿瘤分泌 TGF-8 的量还与它们的进展和预后有关，分泌 TGF-β 多的肿瘤患者预后较差。用 TGF-β 的抗体或 TGF-β 反义核酸处理能中和 TGF-β 的抑制作用，在动物实验中能降低肿瘤的转移能力。

（二）血管内皮生长因

可由大多数肿瘤细胞产生，能促进肿瘤血管的生成，一直作为肿瘤血管生长因子而受到重视。但最近有研究表明，该因子也可以直接参与肿瘤局部的免疫抑制。研究发现，VEGF 对 CD34$^+$造血干细胞向 DC 的分化具有强烈的抑制作用，成熟 DC 表面存在大量 VEGF 受体，胃癌组织中 DC 的数目与 VEGF 表达呈负相关。此外，VEGF 还可以阻碍 DC 的抗原递呈功能，许多进展期肿瘤组织 DC 功能下降，可能与 VEGF 抑制了 NFkB 的功能有关。另有研究表明，VEGF 还可以通过抑制 DC 等抗原递呈细胞的分化，进一步影响细胞毒性 T 细胞的扩增、活化及免疫杀伤作用。通过上调 Bel-2 表达抑制肿瘤细胞凋亡，为成纤维细胞和血管内皮细胞植入提供基质，促进血管支持物的生成，导致新生血管的大量形成。

VEGF-A 不但能够通过抑制 DC 的功能导致肿瘤宿主的免疫缺陷，而且能促进肿瘤的浸润转移。肿瘤分泌的 VEGF-A 越多，肿瘤周围浸润的 DC 数目越少；DC 的成熟度越差，患者预后越差。

（三）IL-10

机体的免疫功能通过正向和负向调节两方面彼此协调，相互制约而取得自稳。T 辅助细胞就可以分为两个亚群：Th1 和 Th2。Th1 亚群的细胞主要分泌 IL-2 和 INF-γ，具有正向调节功能；Th2 细胞主要分泌 IL-4 和 IL-10 等，具有负向调节功能。IL-10 是一种重要的负向调节因子，在很多人类肿瘤中都有过量表达，如肾癌、结肠癌、乳腺癌、胰腺癌、黑色素瘤及神经母细胞瘤等，其免疫抑制功能已经得到公认。体外研究表明 IL-10 既可以通过阻止由 DC 介导的 T 细胞向 CTL 细胞转化而诱导免疫耐受，也可以通过抑制 APc 细胞的功能而诱导免疫抑制，在某些患者中，IL-10 表达水平可以作为独立的负性预后因子。IL-10 的过量分泌会导致负向调节功能增强，打破机体的平衡，使肿瘤细胞完全丧失对 CTL 裂解的敏感性，这为肿瘤细胞的生长提供了有利条件。

（四）PGE2

是免疫反应的生理调节因子，活化的巨噬细胞和许多肿瘤产生前列腺素，如人类的乳腺癌、头颈部癌中的 PGE2 水平明显增高。PGE2 能引起免疫抑制，它能诱导产生抑制性 T 细胞和抑制性巨噬细胞，降低 LAK 细胞的活性，抑制 CD3 单抗诱导的 T 细胞增殖等。人类的肿瘤细胞表面的 MHC 分子表达的下降和缺失是肿瘤免疫逃逸的因素之一，而 PGE2 能下调癌细胞表面的 HLA-DR 分子。在体内和体外的实验中，用 PGE2 合成的抑制剂可以增强抗肿瘤免疫反应。

（五）趋化因子

是细胞因子家族中一个庞大的分支，可以趋化免疫细胞，影响免疫系统发生作用。在肿瘤微环境中，多种肿瘤细胞和基质细胞可以分泌趋化因子。趋化因子及其受体的定向结合直接影响着肿瘤发展和肿瘤细胞的转移。

（1）趋化因子调控免疫细胞对肿瘤的浸润：趋化因子定向趋化各种免疫细胞，肿瘤微环境中趋化因子表达水平的改变必然会改变浸润到肿瘤组织中的免疫细胞的数量，其中 CC（β-趋化性细胞因子）族趋化因子起着主要作用。CD8$^+$细胞毒性 T 淋巴细胞是肿瘤微环境中主要的效应细胞，CCL2、CCL5 对其浸润起到了关键作用。将表达 CCL2、CCL3 肿瘤细胞株导入实验动物中，发现在实验动物中淋巴细胞浸润增多，肿瘤生长减缓，转移灶减少，这种改造后的肿瘤细胞可以促进机体产生抗肿瘤免疫。微环境中高表达的趋化因子可以骤然增加浸润免疫细胞的数量，最大限度地激活细胞杀伤性免疫反应。体内实验中高表达的 CCL2 可以趋化大量巨噬细胞，导致肿瘤的破坏；高表达的 CCL20 可以趋化大量 DC 细胞，从而激活特异性细胞毒性 T 淋巴细胞，对肿瘤产生杀伤作用。

（2）趋化因子参与免疫耐受的诱导：虽然趋化因子与肿瘤诱发的免疫耐受问题的关系尚未完全清楚，但已经有大量的实验证明趋化因子参与免疫监视向免疫耐受的转变。趋化因子影响免疫细胞的分化和功能，在肿瘤微环境中大量 Th2 淋巴细胞不但不利于抗肿瘤的免疫监视作用，而且削弱巨噬细胞的非特异性免疫功能。在卵巢上皮癌病灶中发现几乎所有的 Th2 细胞都表达 CCRl。霍奇金病中趋化因子的表达可以趋化大量 Th2 淋巴细胞，增强肿瘤对抗免疫监视的作用。肿瘤抑制 DC 细胞的分化、迁移及抗原呈递也与微环境中的趋化因子有关。卵巢上皮癌中，肿瘤细胞产生的 CXCL12 可以趋化表达 CXCR4 的 DC 前体细胞，改变DC 前体细胞的分布，同时诱导 DC 细胞的纤维化。趋化因子参与肿瘤细胞产生免疫抑制因子。在一些肿瘤中，IL-1、TGF-β 或 VEGF 的增加可以使肿瘤细胞表达更多的 CCL2。可见，趋化因子和免疫抑制因子之间的作用是相互的，但其具体机制尚不清楚。

（3）趋化因子调节肿瘤的血管新生，肿瘤微环境中趋化因子的表达可以调节肿瘤血管新生，包含 ELR 的 CXC 族趋化因子可以促进肿瘤的血管新生。体内实验发现，它们可以定向趋化血管内皮细胞，刺激巨噬细胞产生 VEGF，引起肿瘤血管新生。

（4）趋化因子与肿瘤细胞生长：趋化因子多以自分泌形式刺激肿瘤细胞及肿瘤间质细胞，使肿瘤细胞存活和生长。黑色素瘤细胞既能表达 CXCR2，又能分泌大量的配体 CXCL1，这种自分泌可以引起肿瘤细胞增生加快。一些情况下趋化因子也可以旁分泌的形式刺激肿瘤细胞生长，即肿瘤细胞表达 CXCL12 时可以刺激肿瘤基质细胞产生 TNFα，促进肿瘤细胞增生。

（5）趋化因子及其受体影响肿瘤细胞转移：趋化因子及其受体对于肿瘤细胞的走向发挥着关键作用。肿瘤细胞一般会表达一些相对较少、较为特异的趋化因子受体，其配体有着较为广泛、大量的表达。受体与配体的结合可以引起肿瘤细胞的运动，使其向靶器官转移。如黑色素瘤细胞常表达 CCR7 和 CCR10，而在其转移的最佳部位——皮肤和淋巴结中则可发现大量配体的表达。高表达 CCL2 乳腺癌细胞，易转移至肺和骨。通过改变趋化因子及其受体表达数量和种类，可以调控免疫细胞对肿瘤组织的浸润，影响肿瘤血管新生，控制肿瘤细胞转移，从而达到治疗肿瘤目的。

（六）免疫抑制性配体

是最近新发现的肿瘤微环境内免疫抑制因子，目前已经确定的主要有程序性死亡配体 1（PD-1L）/B7~H1 和 B7-H4。以往研究发现，CD4$^+$T 和 CD8$^+$T 细胞活化后，细胞表面会表达受体 PD-1。多种肿瘤细胞可以表达配体 PD-1L 或 B7-H1，这两个配体可以直接与 PD-1 结合，并产生抑制性作用，抑制肿瘤抗原特异性的 CD8$^+$T 细胞功能，使用抗 PD-1L 抗体后，上述抑制作用得到逆转，抗肿瘤作用得到增强。还有研究表明，B7-H1 可以诱导 T 细胞凋亡，从而进一步诱导肿瘤局部的免疫抑制。B7-H4 是另外一个家族成员，表达于激活的 T 细胞表面，研究表明，利用 B7-H4 可以导致肿瘤抗原特异性 T 细胞反应减弱，利用抗 B7-H4 抗体则可以促进免疫反应。

由于肿瘤细胞快速无限制性的增殖和血管生成及分布异常等因素带来肿瘤内部微循环异常，导致很多实体瘤内部出现低氧及低 pH 值的新陈代谢微环境特点。在乏氧环境内的肿瘤细胞不但导致放疗和化疗效果不佳，同时也是导致肿瘤局部免疫抑制和免疫治疗效果不佳的重要原因。

国外学者利用质谱方法分析了部分头颈部肿瘤患者肿瘤细胞的数个细胞系，发现一种新的缺氧诱导蛋白：半乳凝素-1，同时发现该蛋白的表达水平与 CD3$^+$T 细胞的数量成反比；同时高表达该蛋白的患者存活率明显下降，暗示该蛋白是肿瘤微环境内抑制抗肿瘤免疫反应的重要因子。研究认为，肿瘤乏氧区内肾上腺素活性明显增高，会导致 Th1/Th2 失衡，Th1 减少而 Th2 增多，由于 Th1 细胞在免疫反应中具有关键性的作用，所以也会导致乏氧区的肿瘤免疫抑制；由于缺氧导致腺苷堆积，从而会导致肾上腺素 A2A 受体（adenosine A2A receptor，A2AR）在 T 细胞表达增加。敲除 A2AR 基因后，60% 的小鼠不能再成功种植肿瘤细胞，而野生型小鼠均种植成功，反证了 A2AR 的肿瘤免疫抑制作用。

第二节　肿瘤细胞、肿瘤间质与微环境的关系

肿瘤具有标志性的七大特征，即：提供满足自身需要的生长信号、对抗生长信号不敏感、逃逸凋亡、无限复制能力、持续血管形成、组织浸润和转移以及免疫逃逸。具有上述特性后，肿瘤细胞就获得了无限的生长与浸润、转移能力。纵观肿瘤生长全过程，微环境赋予它巨大的选择压力。如果肿瘤不能承受外界压

力，就可能在早期被杀灭或局限化，而一旦突破间质对肿瘤的种种桎梏，则势必快速发展，形成明显的进展状态，对机体产生严重危害。在这一过程中，本应阻碍肿瘤发展的间质，在特定状态和条件下甚至会成为肿瘤生长的帮凶，给两者关系研究带来了复杂性和可变性。病理学家早在 100 多年前就明确指出：肿瘤间质是肿瘤生长所必需的，为肿瘤细胞提供营养和支持。实体瘤（包括上皮细胞癌），直径超过 1~2mm 时就需要通过基质形成来获取肿瘤细胞存活和增殖所必需的营养物质，这种起支持营养作用的基质主要是新生血管和活化的 CAFs。FAP 在活化的 CAFs 中含量丰富，可以激活基质中的生长因子等，有利于血管生成，从而促进肿瘤生长。随着免疫学的逐渐发展，人们认识到间质为肿瘤细胞提供了相应的抗体、免疫活性细胞及纤维屏障，是宿主抗肿瘤的战场。但事实上，肿瘤间质与肿瘤细胞的复杂关系远非如此显而易见。

近年来对黏附分子、整合素及其受体、ECM 的合成降解以及相应酶系统的生物效应的研究，对肿瘤血管生成的研究及对各种生长因子、细胞因子及调节机制的相关研究，表明肿瘤间质微环境可直接影响肿瘤细胞的黏附、移动、增殖、分化和侵袭，与肿瘤的生物学行为密切相关。而肿瘤间质的合成和降解又受到肿瘤细胞直接或间接的影响和调控。

肿瘤的形成和发展过程依赖于间质的活化：基质将正常分化好的复层上皮（如表皮的角质化细胞）与间质组分分开。间质组分中的胶原束将静止期成纤维细胞包绕，而成熟的血管则被连续的基质膜和少量的粒细胞（包括单核细胞、巨噬细胞）环绕。在癌前病变阶段，上皮细胞分化不良，导致上皮增生（蓝染细胞增多）。基质膜仍保持完整，将上皮与间质组分分开。但间质中的成纤维细胞开始活化，巨噬细胞增加。肿瘤的发生和进展与上皮细胞的增生和间质的活化密切相关。此时，ECM 中的胶原束降解，炎症细胞增多，成纤维细胞分化为肌成纤维细胞，致使生长因子、基质及 MMPs 表达。

间质恢复正常后可以逆转肿瘤的表型：肿瘤间质被激活时内皮细胞及血管细

胞增生，并表达 VEGF 受体、ECM 片段、活化的蛋白酶和成纤维细胞，基质膜破坏。通过抗血管生成，恶性肿瘤中被激活的间质成分能够逐渐恢复正常：血管成熟、基底膜恢复完整、成纤维细胞的活性下调而不是被抑制。由于 MMPs 的下调及 ECM 更新减少，完整的基底膜及间质胶原束可重新形成。间质微环境恢复正常后，具有恶性和侵袭性生长行为的肿瘤可能发生逆转，至癌前病变阶段。

　　肿瘤细胞以自分泌和旁分泌形式分泌生长因子、蛋白酶而激活间质微环境。它们能够分泌特异性细胞外基质成分及相应的受体而促进肿瘤的侵袭和迁移；同时降低蛋白酶抑制因子的表达。蛋白酶及其抑制因子的失衡导致 ECM 的降解、基质结合的生长因子动员和细胞外基质碎片产生。间质与肿瘤源性生长因子共同诱导血管生成，募集并激活间质炎症细胞和成纤维细胞。后者分泌更多的生长因子和蛋白酶，从而使信号级联反应放大，使间质进一步活化而促进恶性肿瘤的进一步增殖发展。

第三节　　肿瘤微环境与肿瘤免疫的关系

　　肿瘤的间质成分是不稳定的，不同的肿瘤或同一肿瘤在不同的个体、不同阶段，甚或是同一肿瘤在不同的区域，其间质组成也不相同。肿瘤发生侵袭浸润的部位，间质常呈现明显的功能形态变化。在肿瘤发生过程中，通过观察肿瘤间质的形成，肿瘤间质内血管、ECM 和免疫活性细胞的活跃变化，可以形象地发现宿主在无可奈何地接受肿瘤细胞的同时也在动员种种武器，设下道道防线来限制肿瘤的生长和扩散，后者可广义地理解为肿瘤的局部免疫反应。肿瘤间质的存在，本身就体现了肿瘤局部免疫的内涵，间质对于肿瘤细胞来说，既相生又相克，既支持又抑制，肿瘤局部不断处在限制与反限制的重重矛盾之中。肿瘤间质内的免疫活性细胞的组成、数量和质量直接影响着局部免疫的效果。ECM 的存在有利于限制肿瘤的侵袭，但也限制抗体和浸润肿瘤淋巴细胞（tumor infiltrating lymphocytes，TIL）的进入。大部分情况下，特异性抗体及 T 淋巴细胞在体外具有良好的抗肿瘤作用，而在体内则未必，其中一个重要的而往往被忽视的原因就是 ECM 的屏障作用。瘤组织内血管的通透性比较高，但它仅仅对液体的渗出有利，对免疫活性细胞的游出并无促进作用，而且渗出血管的淋巴细胞在向肿瘤细胞移动过程中受到来自 ECM 的重重阻碍，因而，除非是某些特殊类型的肿瘤，通常情况下肿瘤间质内的 TIL 数量不多，且其量往往与 ECM 的量成反比。

肿瘤细胞和肿瘤间质细胞（包括巨噬细胞、淋巴细胞和成纤维细胞）受一些炎性因子，如 TNF、IL-1 的诱导后表达、分泌，包括趋化因子在内的细胞因子又构成肿瘤微环境中庞大的细胞因子网络。从肿瘤微循环的特点出发，20 世纪 90 年代有研究首次提出恶性肿瘤组织内流动的血液、淋巴液、组织间液某些成分（及肿瘤微环境），可能不是免疫因子和细胞免疫反应最适状态，而是构成肿瘤逃避机体抗肿瘤免疫反应的液体屏障。人与动物实体肿瘤组织内存在局部缺氧的特殊环境，其低氧、低 pH、低营养状态不足以为细胞免疫反应提供必需的氧和能量，也不利于免疫细胞和攻击目标的接触反应。肿瘤微环境是抗肿瘤免疫反应不能有效杀伤实体恶性肿瘤原因之一。现在研究表明，恶性实体肿瘤组织内微环境不同程度地存在着低氧、低 pH、低营养状态，这种状态与恶性肿瘤细胞对细胞因子、免疫细胞抑制肿瘤的作用和对化疗药物的敏感性密切相关。随着肿瘤演进，最初的免疫监视作用往往被诱导形成免疫耐受，趋化因子在这一过程中发挥重要的作用。趋化因子及其受体定向结合直接影响着肿瘤发展和肿瘤细胞转移。趋化因子及其受体的肿瘤治疗学通过改变趋化因子及其受体的表达数量和种类，可以调控免疫细胞对肿瘤组织的浸润，影响肿瘤血管新生，控制肿瘤细胞转移，从而达到治疗肿瘤的目的。

肿瘤转移能力不仅有赖于肿瘤本身恶性表型的变化，还与肿瘤生长的微环境及宿主免疫监视机制的变化有关。其中启动特异性抗肿瘤免疫应答最重要的 DC 功能缺陷是肿瘤细胞逃脱免疫监视发生转移的重要机制之一。DC 从外周移行至局部淋巴结发挥免疫效应的重要过程之一就是穿越基底膜及连接组织（即迁移过程），而肿瘤微环境的乏氧状态却导致 DC 迁移能力下降，进而导致功能异常，产生局部的免疫抑制现象，使肿瘤细胞尤其是乏氧部位的肿瘤细胞发生免疫逃逸，形成局部浸润和远处转移。因此改变肿瘤局部的乏氧环境，有可能对 DC 的迁移活性和功能具有重要的调节功能，达到改善肿瘤局部免疫状态，从而达到防止肿瘤细胞的局部浸润和远处转移，提高肿瘤患者的生存的功效。还有研究发现，肿瘤相关的 DC（TADC）摄取凋亡的癌细胞后迁移到附近的淋巴结后，由于缺少共刺激信号，无法向初始 T 细胞提呈肿瘤抗原，也导致了肿瘤的免疫耐受。TADC 还可以诱导初始 T 细胞向 $CD4^+CD25^+$ 调节性 T 细胞转化，而且抑制 $CD4^+T$ 细胞及 $CD8^+T$ 细胞的增殖，从而抑制特异性细胞免疫功能。

肿瘤细胞本身也参与肿瘤微环境中的免疫抑制。例如肿瘤细胞本身面对机体免疫系统的压力，逐渐选择性地丢失细胞膜表面的抗原的表达、MHC-I 类分子、微球蛋白等，既可在免疫初始阶段减少抗原提呈，又可减弱免疫效应阶段的特异性细胞毒作用。另外，由于免疫挑剔机制的存在，肿瘤细胞在进展过程中也会逐渐对干扰素等免疫效应细胞分泌的细胞因子变得不敏感。这些现象说明，免疫系统抵抗肿瘤的同时又对肿瘤具有塑性作用，及对肿瘤细胞实施免疫选择压力，使弱免疫原性细胞得以逃逸并继续生长。Fas/FasL 途径是 $CD8^+$ 效应 T 细胞杀伤肿瘤的重要机制之一。在肿瘤的生长发展过程中，肿瘤细胞可出现 Fas 表达下调或不表达，或 Fas 传导途径受损。由于主动减少了 Fas 受体，肿瘤细胞对 FasL 阳性的 CD8 效应 T 细胞的敏感性降低，避免了 T 细胞的攻击。同时肿瘤细胞还能主动表达 FasL，通过与附近效应细胞上的 Fas 结合，诱导其发生凋亡。在肿瘤组织微环境中，上述因素共同作用，形成了肿瘤局部微环境中免疫的特有模式。肿瘤细胞不仅被动地逃避免疫系统的攻击，同时也主动地抑制其生长环境中免疫细胞的正常功能。这些因素的存在为探讨肿瘤发生的机制及开辟新的肿瘤免疫治疗方案提供了思路。

第五章 肿瘤免疫治疗的靶标

人体存在着抗肿瘤免疫机制，它就像人体内的"军队"或"警察"，当机体在肿瘤的攻击下暂时失去抵抗力时，肿瘤免疫治疗可以通过恢复、激发或调动机体的免疫系统，增强其微环境识别并清除肿瘤的能力，从而控制和杀伤肿瘤细胞。免疫体制在维护人类健康方面发挥着重要的作用，它可以阻止免疫细胞错误地攻击人体自身组织细胞，因此，对免疫靶向治疗的研究会对人类医学研究产生至关重要的作用。

第一节 肿瘤抗原

肿瘤免疫治疗的分子基础是肿瘤抗原可以激活机体特异性 CTL，杀伤肿瘤细胞。肿瘤几乎均是来源于机体自身突变的细胞，大部分的成分与机体正常细胞的成分相同，只有极少数异常表达的蛋白质和畸形多糖具有免疫原性，故鉴定有效的肿瘤抗原，是肿瘤免疫治疗的关键。通常肿瘤细胞抗原表达低，机体免疫系统不能识别并清除它们，我们可以通过不同的方法增强它们的免疫原性，激发机体的抗肿瘤免疫。如处理的瘤苗作为疫苗，使其丧失了致癌作用，保留了抗原性；或分离纯化瘤细胞膜的抗原肽成分，或人工合成肽抗原，结合特定的 MHCI 类分子作为疫苗；或增加 B7（CD80，CD86）等共刺激分子的表达，为瘤细胞提供双信号，从而活化 T 细胞，激发了有效的抗肿瘤免疫。有的肿瘤细胞表面抗原的表达促进肿瘤细胞免疫逃逸，如 EB 病毒核抗原 1（EBNAl）可阻止溶解酶的降解作用，从而阻止 CTL 的活化；EBV 基因的突变，改变了自身的抗原性，致使免遭 CTL 的识别和攻击。又如 AFP 可以促进人类肝癌细胞高表达 FasL 及 TRAIL，促进 T 淋巴细胞高表达 Fas 及 TRAILR，从而诱导 T 淋巴细胞凋亡，使肝癌细胞逃避免疫监视。我们可以通过抑制这些抗原的表达或阻抑它们的活性，恢复免疫系统的功能，从而达到抗肿瘤的目的。

在细胞恶性转化过程中出现的蛋白和多肽分子总称为肿瘤抗原。按其与肿瘤的关系，把肿瘤抗原分为肿瘤特异性抗原（tumor-specific antigen，TSA）和肿瘤相关抗原（tumor-associated antigen，TAA）。TSA 是指肿瘤细胞特有的，不存在于正常组织细胞的抗原。TSA 可在近交系小鼠通过肿瘤移植排斥反应实验而证实，故又被称为肿瘤特异性移植抗原（tumor-specific transplantation antigens，TSTA）或肿瘤排斥抗原（tumor rejection antigens）。TAA 是指并非肿瘤细胞所特有，也可存在于正常组织细胞特别是胚胎组织上的抗原，因而在肿瘤细胞和正常组织之间，TAA 只显示量的变化。

一、肿瘤特异性抗原

（一）化学和物理因素诱发的肿瘤抗原

化学致癌剂（如甲基胆蒽，氨基偶氮燃料和二乙基亚硝胺等）或物理因素（如紫外线和 X 线）均可造成正常基因突变或使潜伏的致癌病毒激活，在实验动物中诱发肿瘤。目前还没有针对此类抗原进行特异性的治疗。

（二）病毒诱发的肿瘤抗原

如：人乳头状瘤病毒（HPV）、EB 病毒、多瘤病毒（PV）、猿猴 40 病毒（SV40）等。美国阿肯色州立大学医学中心用 HPV16/18 E7 抗原致敏树突状细胞免疫接种 I、II 期宫颈癌患者，使患者的生存期延长。

（三）癌基因和突变型抑癌基因表达的肿瘤抗原

（1）突变的 RAS 基因编码的蛋白：RAS 基因编码一种 189 氨基酸残基的蛋

白质，称为 p21。人类许多肿瘤如乳腺癌、食管癌、胃癌、肝癌中存在着突变的 Ras 基因，其编码的蛋白 p21 显示肿瘤抗原性，是肿瘤的发生、发展过程中的重要因素，且与肿瘤的预后密切相关。

（2）突变的抑癌基因编码的蛋白：如抑癌基因 p53 编码一种相对分子量为 53kDa 的蛋白，故称 p53。野生型 p53 蛋白通过与受损的 DNA 结合，启动程序性死亡过程，诱导细胞自杀，阻止有癌变倾向突变细胞的生成，从而防止细胞恶变。当 p53 发生突变后，不单失去野生型 p53 抑制肿瘤增殖的作用，而且突变本身又使该基因具备癌基因功能。根据突变的 p53 蛋白序列合成不同的肽分子，可诱导出识别野生型和突变型 p53 基因的多种 CTL 克隆，特异性裂解相应的靶细胞。

（3）染色体易位产生的融合蛋白：如 9 号染色体上的原癌基因 c-abl 的一部分易位到 22 号染色体上的断点集中区 bcr，与 bcr 的一部分形成一个新的融合基因 BCR-ABL，编码一种 210kDa 的融合蛋白（p210）。P210 具酪氨酸激酶活性，能促进髓系细胞增殖，导致 CML 的发生。格列卫通过与三磷酸腺苷（ATP）竞争，结合于 BCR-ABL 融合蛋白（P210 蛋白），使之失去磷酸的来源，无法完成酪氨酸激酶底物的磷酸化，即造成信号传导抑制，抑制肿瘤的分化增殖。

（4）癌基因高表达的抗原：如 HER-2/neu 为原癌基因编码的受体样跨膜蛋白，相对分子量为 185kDa 左右而被称为 p185。在人类乳癌、卵巢癌中，该基因被大量激活，造成其产物过度表达，导致细胞恶性生长。贺赛汀是一种针对 HER-2/neu 原癌基因产物的人/鼠嵌合单抗，能特异地作用于 HER-2 受体过度表达的乳腺癌细胞，在临床上与化疗药物联合应用取得了良好的效果。

（5）正常静止基因表达的肿瘤抗原：如黑色素瘤抗原编码基因家族（melanoma antigen-encoding gene，MAGEs1~12）在人类黑色素瘤、肺癌、乳腺癌等多种肿瘤中存在。叶菁等研制的 MAGE-1 与 Hsp70 融合蛋白疫苗可以激活机体免疫系统产生显著的细胞免疫反应。使用 GM-CSF 联合 MAGE-1、MAGE-3 多肽疫苗，不仅检测出了病人体内的 MAGE-3 特异性 CTL，在 3 个月的免疫治疗过程中，病人还发生了肝、肺转移癌的部分消退。

二、肿瘤相关抗原

（一）胚胎抗原

此类抗原一般难以激发机体产生抗体，如 CEA、AFP 等，但这些抗原可经胞质溶胶途径处理成抗原肽，由 MHC-I 类分子递呈于细胞表面，被 T 细胞识别。有研究发现，CEA-rV（重组 CEA 痘苗）对 CEA 阳性的结直肠癌患者和肺腺癌患者有一定的治疗作用，而没有严重的毒副作用。运用重组 CEA 痘苗对一些进展期肿瘤患者进行 I 期临床研究，结果显示 CEA-rV 可以对进展期的肿瘤患者产生 CEA 特异的免疫应答和抗肿瘤活性，而无组织器官毒性和免疫毒性。AFP 在 HCC 特异性表达，人们试图从体液免疫的角度进行抗 HCC 研究，但 HCC 过量表达的 AFP 中和了特异性抗体，限制了抗体作用的发挥。将转导有 AFP 基因的树突状细胞和 AFP 基因重组质粒 DNA 分别免疫动物模型，两者均能产生 AFP 特异性的 CTL，显示出良好的杀瘤作用。还有人将转导有 AFP 基因的树突细胞、同源的细胞因子诱导的杀伤细胞（Cytokine-induced killer，CIK）及表达 AFP 的肝癌细胞共培养，发现 CIK 的细胞毒活性明显增加，使 70%共培养的肝癌细胞溶解。

（二）过量或异常表达的糖脂和糖蛋白抗原

包括神经苷脂 GM2，GD2，血型抗原（blood group antigen，BGA）和黏蛋白，CA125，CA153，MUC-1 等。有研究发现，肿瘤 BGA 中 A、H 抗原活性的丢失或减少是恶变的先兆，肿瘤 BGA 表达丢失是肿瘤将发生转移或已经发生转移的表现。任何一种血型抗原的丢失都与肿瘤淋巴结或血行转移及预后不良密切相关。也有关于用血型抗体治疗肿瘤的报道。

三、肿瘤抗原与肿瘤治疗

鉴定出来的肿瘤抗原是肿瘤免疫治疗潜在的靶位。理想的肿瘤抗原应具备以下特点：①肿瘤细胞恶性表型的关键分子，在重要器官和组织中不表达；②与肿瘤细胞的生物学行为具有相关性；③在已获得肿瘤组织中（如石蜡切片）可以方便检测；④与临床预后具有相关性，靶抗原的阻断或失活可导致相当一部分表达该抗原的患者产生疗效，而不表达该抗原的患者不发生反应；⑤该抗原应是细胞表面抗原，当抗原抗体复合物被内吞入细胞后，阻止细胞的信号转导，导致细胞凋亡。

肿瘤抗原正在被鉴定出来，因此在选择肿瘤抗原进行免疫治疗时主要考虑以下几个因素：首先是肿瘤抗原表达的特异性，也就是说应用肿瘤抗原进行免疫治疗是否能诱发自身免疫反应。有许多证据表明，抗肿瘤免疫有时是与自身免疫反应同时进行的，因此选用的肿瘤抗原在正常组织应无表达或者表达量非常低。其次应考虑肿瘤抗原表达的普遍性和异质性。一种肿瘤抗原在不同个体的大部分肿瘤中都有表达，在此基础上发展出来的免疫治疗有着广泛的应用。在免疫治疗过程中，有时部分肿瘤细胞会发生肿瘤抗原的丢失，因此有必要联合应用几种肿瘤抗原。最后，应考虑肿瘤抗原特异性 T 细胞的前体细胞的频数。肿瘤抗原特异性 T 细胞的频数与此种抗原的免疫原性密切相关。目前基于肿瘤抗原的疫苗包括以下几种：

（一）肿瘤抗原疫苗

肿瘤抗原疫苗含有多个表位，包括 Th 表位、CTL 表位和 B 细胞表位等，因而免疫原性较强，可诱导特异性 CTL 的产生和抗体的产生，杀伤靶细胞，抑制肿瘤的生长，使部分病人的肿瘤有所消退。应用于肿瘤抗原疫苗研究的主要有黑色素瘤、乳腺癌、结肠癌、淋巴瘤和前列腺癌等表达的肿瘤抗原 GM2、TF、

MUC-1、HER-2/neu、CEA、CO17-1A/GA733 和 PSA 等。肿瘤抗原疫苗一般以重组病毒感染昆虫或以病毒作为表达载体。此类疫苗于几年前就已进入临床试验，其中第一个进入临床试验的是 CEA 疫苗，将编码完整 CEA 的基因导入牛痘病毒或复制缺陷的鸟病毒，用于免疫病人可诱导特异性 CTL 的产生。

（二）多肽疫苗

随着越来越多的 TAA 和 TSA、各种肿瘤抗原的 Th 表位和 CTL 表位等的相继被发现、鉴定，更具特异性的多肽疫苗应运而生。这种疫苗从表位水平对免疫应答、免疫识别和肿瘤的免疫治疗等进行深入的研究，对 T、B 细胞的增殖、活化，特别是对 CTL 的诱导研究更为深入和细致。该疫苗采用 TAA 或 TSA 的特异性表位诱导特异性的 CTL 免疫应答，在所有肿瘤治疗性疫苗中特异性最强。传统的免疫学理论认为，CTL 识别的是与 MHC-I 类分子结合的内源性肽。现已有证据表明，合成表位肽能直接与 MHC-I 类分子结合，而不需 APC 的加工、处理，它和天然的内源性肽在激活免疫系统方面具有同等的效力。用表位肽疫苗在体内、外都能诱导出特异性的 CTL，杀伤靶细胞。

黑色素瘤抗原编码基因-3（melanoma antigen-encoding gene，MAGE-3）因其在肿瘤细胞的特异性表达及在多种组织类型肿瘤细胞的广泛性表达而备受人们的重视。MAGE-3 在黑色素瘤、肺癌、食管癌、肝细胞癌和骨肉瘤等组织中都有较高比例的表达。用 MAGE-3 的 HLA-A24 限制性表位多肽体外刺激外周血单核细胞（peripheral blood mononuclear cell，PBMC），成功地诱导产生了特异性的 CTL。而用表位多肽 MAGE-3 A1 处理后的 DC，在体内也能诱导特异性的 CTL 产生，并使部分黑色素瘤病人的肿瘤有所消退。免疫原性弱是多肽疫苗的一大弱点。单用多肽疫苗免疫病人，多肽在体内易被肽酶降解，所诱导的 CTL 不易突破使肿瘤消退的阈值。对表位多肽进行修饰（包括单个氨基酸的替换、多肽的 PM-RI 修饰和脂肽等）或采用多价疫苗则可有效提高其免疫原性，诱导更强的 CTL

活性。正是由于多肽疫苗具有特异性强的优势，大量的研究已集中于 TAA 或 TSA 表位的鉴定及多肽疫苗研究（如 MAGE 家族、MART-1、gp100、m-ras、MUC-1、HPV、HSP、CEA、gp37 等）。1995 年，Boon 等首先将多肽疫苗应用于临床研究。最近的资料显示，多肽疫苗不仅能使部分病人的肿瘤有所消退，而且可使部分病人的肿瘤完全消退，无瘤期达两年以上。

四、问题与展望

科学家们一直致力于发现和鉴定肿瘤特异性抗原和肿瘤相关性抗原。自第一个肿瘤抗原 MAGE-1 被鉴定以来，至今已有几十个肿瘤抗原被发现。但总的说来，对于肿瘤抗原的研究还处于探索阶段，距离临床应用还有相当的差距。主要问题有：①现已发现和鉴定的肿瘤抗原大多数是来源于黑色素瘤等，其他大部分肿瘤如常见的肝癌、肺癌、胃癌等，能诱导特异性免疫反应的特异性抗原仍未确定；②肿瘤在分化的不同阶段表达的抗原不同，肿瘤抗原具有高调变性，因此机体产生抗肿瘤免疫反应往往落后于抗原的变化；③肿瘤抗原性缺乏普遍性，很多所谓的肿瘤相关抗原特异性不高、免疫原性不强；④大量肿瘤抗原缺乏有效的加工递呈，以 DC 为代表的 APC 不能递呈所有能显示免疫原性的所有抗原肽段；⑤不同个体的同一类肿瘤以及同一细胞学类型的肿瘤在不同器官往往并非表达共同的相关抗原，即存在肿瘤的异质性问题，其所造成直接结果是：即使获得了某一肿瘤的特异性疫苗，也只能应用于这类肿瘤患者的部分人群；⑥机体对自身肿瘤抗原存在免疫耐受。因此选定理想的靶抗原是我们亟待解决的问题。

第二节 免疫细胞膜表面分子

在抗肿瘤免疫反应中，细胞免疫反应起着重要作用。初始 T 细胞的完全激活需要双重信号刺激，既需要抗原刺激信号，即 T 细胞受体（T cell receptor，

TCR）与抗原肽-MHC分子复合物结合的第一信号，又必须有T细胞和抗原提呈细胞（antigen presenting cell，APC）表面多种共刺激分子、黏附分子等相互作用提供的共刺激信号。T细胞激活诱导阶段若缺乏共刺激信号，会引起T细胞通过活化诱导的细胞死亡途径凋亡和克隆特异性无反应性（anergy），导致免疫耐受。免疫细胞在发育的不同阶段及成熟免疫细胞在静止期和活化期表面表达的分子标记不尽相同，这些分子标记与免疫细胞的功能密切相关，它们在免疫细胞膜上相对稳定而成为鉴别和分离免疫细胞及其亚群的重要依据。T细胞膜上主要的分子标记有TCR、CD3等。B细胞膜上主要的分子标记有BCR. CD19等。

一、免疫细胞膜表面受体

（一）T细胞抗原识别受体（T cell receptor，TCR）

1. TCR的结构

TCR是T细胞的特征性标志，特异性识别抗原。TCR中的多肽链是异质性的。根据抗原结构和编码基因不同，已发现有4种多肽链。关于TCR多肽链的结构大多是从分析TCR多肽链cDNA或基因组克隆（genomic clones）而来，编码TCR多肽链的基因属于免疫球蛋白基因超家族成员。成熟TCR肽链分子量在40~60kDa之间。根据TCR中异源双体的组成的不同，TCR可以分为TCRαβ和TCRγδ两种类型。TCRαβ异二聚体约占成熟T细胞TCR的95%，由γ和δ肽链组成的TCRγδ异二聚体所占比例较小。T细胞表面的TCR通常和CD3构成复合体，该复合体中，TCR可特异性识别MHC分子-抗原肽复合物，CD3则可将TCR的识别信号传入胞内，引起T细胞的活化和增殖。

TCRα和β链各由1个可变区（V区）和1个恒定区（C区）组成，与Ig的V区和C区大小相似，属于免疫球蛋白超家族成员。TCRα、β链的V区与IgV区结构和功能相似，是特异性识别外来抗原的结构域。TCRα、β链的C区约含

138~179 个氨基酸，每个 C 区形成由链内二硫键连接的环肽。α、β 链在连接肽形成链间二硫键。穿膜区由 20~24 个氨基酸组成，α 链穿膜区含有带正电的 1 个赖氨酸和 1 个精氨酸残基，β 链穿膜区含有 1 个带正电的赖氨酸残基，这些带正电的氨基酸与 CD3γ、δ 和 ε 链穿膜区带负电的谷氨酸和/或天冬氨酸形成盐桥，稳定 TCR/CD3 复合物结构，并与 CD3 传递信息有关。α、β 链胞浆部分只有 5~12 个氨基酸长的尾部。

TCRγ 和 δ 链各包括 1 个 Ig 样的 V 区和 C 区、连接肽、疏水的穿膜区以及 1 个短的胞浆区尾部，在连接肽区可形成链间的二硫键。γ 和 δ 链的穿膜区各含有 1 个带正电的赖氨酸。此外 δ 链还有 1 个带正电的精氨酸，这些带正电的氨基酸与 CD3γ、β 和 ε 链穿膜区带负电的天冬氨酸或谷氨酸形成盐桥。β 链分子量为 36~55kDa，a 链为 40~60kDa，β 链的分子量大小取决于多肽骨架的长度和糖基化的程度。

2. TCR 多样性产生的机制

TCR 多样性（个体水平）最终可达到 $10^{15} \sim 10^{18}$ 种，形成容量庞大的 TCR 库，赋予个体几乎是无限的抗原识别和应答能力，保证个体在多变环境中能和外来抗原（病原体）发生有效的免疫应答。TCR 多样性的产生机制有：

（1）多个胚系基因片段的组合多样性：TCR 的胚系基因由多个分隔的基因片段组成，它们在基因重排过程中的随机组合为多样性的产生提供了遗传学基础。

（2）VJ 和 VDJ 连接（重排）多样性：由于 TCR 的 a 和 β 链是由可变区（V）-结合区（J）-恒定区（C）（V-J-C）及可变区（V）-高变区（D）-结合区（J）-恒定区（C）（V-D-J-C）基因片段重排后所编码的，因此不同的 T 细胞克隆 TCR 的氨基酸组成和排列不同，所识别抗原的特异性也不同，形成了 T 细胞识别抗原的多样性。

（3）连接机动性（junction alflexibility）：也称连接不精确性（junction alim-precision）。V区基因重排时，特定的V、D或J片段在发生DJ、V-D-J或VJ连接时，由于读码框的机动性或不精确性，在V-D-J连接处可发生一定的变异（偏移），导致核苷酸缺失，引起核苷酸序列、密码子的改变，最后导致V区氨基酸组成的变化，从而改变TCR的特异性，增加了TCR的多样性。

（4）N区核苷酸插入：N区核苷酸插入发生在V区基因重排过程中。N区核苷酸片段并不存在于TCR的胚系基因中。V区基因重排时，在末端脱氧核苷酸转移酶（TdT）作用下，N区核苷酸片段可随机加在Va的VJ连接处及Vβ的VDJ的D片段的两侧。N区核苷酸片段最多可由6个核苷酸组成，且富含G（鸟嘌呤）和C（胞嘧啶），防止形成终止密码（UAA、UGA和UAG或TAG）。N区核苷酸插入也发生在CDR3区。

（5）a链、B链的组合多样性：TCR的V区由Va和Vβ组成，它们的随机配对和组合参与构成TCR的多样性。

上述五种机制赋予个体产生容量庞大的TCR库，并通过TCR的V区体现出来，其中以CDR3的变异最大，决定了TCR的特异性（克隆水平）和多样性（个体水平）。

3. TCR与肿瘤免疫

正常人T细胞未受任何刺激情况下，其TCR的重排随机，T细胞表现为多家族和多克隆性，特殊的抗原刺激可引起某一个或几个亚家族的TCR针对性重排，故可出现TCRVβ亚家族T细胞分布不均和克隆性增殖，这是肿瘤病人常见的现象，与机体产生优势的克隆性T细胞而影响其他亚家族T细胞的表达有关，也可能是机体免疫功能不健全的缘故。有研究发现，肝癌患者均有优势表达一个或少数几个TCRVβ亚家族，同时其他TCRVβ亚家族显著减少或完全缺如，即受体偏移现象。

在 T 细胞相关的肿瘤的研究中，发现重排激活基因（rearrangement acti-vate dgenes，RAG）RAG1 和 RAG2 既可以表达于急性 T 淋巴母细胞白血病，也可表达于 T 细胞白血病。一慢性贫血者 1 年半后，出现 TCRy 基因和 TCRp 基因重排；T 细胞急性白血病中，由于异常 V-D-J 重排，能分裂多种肿瘤抑制基因（MTS1/CDKN2 等），表明抑癌基因可以通过 V-D-J 重组机制失活，肿瘤性 T 细胞 RAG1 激活的 TCR 重排，能抵抗阿霉素的受伤作用。但目前不很清楚这种重排只是起源于胸腺或骨髓的原发性紊乱的第一次重排，还是在中枢和外周都存在 TCR 的第二次重排。在其他的肿瘤患者的 TCRVJ3CDR3 谱系的研究中，发现多数肿瘤存在克隆和寡克隆性增生，对其是否来源于外周 T 细胞的第二次重排，在肿瘤的发病和机体的 T 细胞抗肿瘤研究受到广泛的关注。

4. TCR 与肿瘤的免疫治疗

随着越来越多的 TAA 的发现及相应的 TCR 的克隆表达，大量的体外实验及动物实验证明，用抗 TAA 的 TCR 重定向的 T 细胞具有特异性的肿瘤杀伤功能。因此筛选出肿瘤抗原特异性的 TCR，采用分子生物学的技术将其转到 T 淋巴细胞中以达到高效杀伤肿瘤的目的，这已成为肿瘤基因治疗的一个热点。将携带人类黑色素瘤相关抗原 MART-1 特异性 TCRa 和 β 链基因的重组逆转录病毒载体转染外周血自体淋巴细胞，使重组 TCR 与内生 TCR 共表达在 CTL 表面，并将此 CTL 用于晚期黑色素瘤的过继免疫治疗，结果 10% 的患者体内过继的 CTL 存活期超过 2 个月，其中 2 例体内 CTL 甚至存活长达 1 年，具有非常显著的抗肿瘤效果。肖兰凤等发现转染 TCRVβ7.1 基因的 T 细胞对肝癌细胞株 BEL-7402 杀伤活性明显提高。此后王俊伟等构建了双表达 TCRal2-2 和 TCRVβ7.1 基因的重组腺病毒载体 Ad-TCRal2-2-RES-Vβ7.1，用其感染 PBMC 后，对肝癌细胞的杀伤率明显高于单纯 PBMC 组和 Ad-GFP 感染组。TCR 不但可以作为免疫治疗的靶标，还可作为疾病诊断的依据。检测 TCRy 基因重排可以鉴别不同类型 T 细胞淋巴瘤。T

细胞受体γ（TCRγ）基因重排发生在 T 细胞分化的早期，并且在两种不同表型的 T 细胞中都存在 TCRγ 基因重排，因此，TCRγ 基因重排成为检测淋巴瘤 T 细胞单克隆基因重排常用的靶基因。可以选用 TCRγ 通用引物，采用 PCR、琼脂糖凝胶电泳及单链构象多态性分析等方法进行检测。

5. 问题和展望

T 细胞对肿瘤识别和杀伤是一个多层次多因素的过程。不同的抗原刺激 T 细胞，TCRVβ 亚家族基因的表达频率就不同，可表现为某些或单个亚家族优先表达，从而以最有效的方式作用于肿瘤细胞。筛选出这种优势扩增的亚家族，研究其在肿瘤识别和杀伤中的机制及作用，乃是肿瘤研究和治疗的一个新方面。肿瘤病人往往由于识别特异抗原的亚家族表达低甚至缺失，导致了免疫逃避。采用基因转染的方法，导入针对该肿瘤的优势取用的 TCR 基因，从而达到识别和杀伤的作用。为了提高 TCR 重定向 T 细胞治疗效果，目前主要采用以下几个手段：

（1）提高表达高亲合力 TCR 的 T 细胞：现已证明表达高亲合力 TCR 的 T 细胞更能有效地清除机体内的病原体及肿瘤细胞。Johnson 等通过从抗 Mart-1 的 TIL 中克隆 TCR，并将这些 TCR 转入外周血 T 淋巴细胞中，比较表达这些 TCR 的 T 细胞对抗原的亲和力及肿瘤识别和杀伤功能，其中的 F5 克隆的亲和力及肿瘤识别及杀伤能力都远远高于已用于临床研究的 F4 克隆。因此推断，F5TCR 的临床应用有望提高 TCR 基因转导 T 淋巴细胞的治疗效果。

（2）优化 T 细胞体外培养扩增条件有望进一步增强治疗效果：T 细胞回输给病人前必须经刺激扩增至足够数量（109～1011），而过度刺激和增殖的 T 细胞在体内的功能明显受损，影响其发挥正常功能。动物实验发现，晚期效应 T 淋巴细胞虽然体外活化及杀伤功能明显强于幼稚 T 淋巴细胞，但体内的抗肿瘤效果与其活化程度成反比。因此，优化 T 细胞体外培养扩增条件有望进一步增强治疗效果。

（3）病人的预处理及输入辅助 T 淋巴细胞：化疗或大剂量全身照射预处理即可以清除病人体内淋巴细胞，包括调节性淋巴细胞，减少原有的细胞与输入的淋巴细胞对细胞因子和存活环境的竞争，从而有利于输入淋巴细胞的存活和扩增；同时，大剂量全身照射预处理时输入的造血干细胞，有促进输入的 T 细胞杀伤肿瘤的功能。早期使用克隆的 CD8$^+$ 肿瘤浸润淋巴细胞治疗未做免疫抑制预处理的病人，其疗效非常有限。在输入 TCR 转导的抗 HLA-I 类肿瘤抗原限制的 CD8$^+$ T 细胞的同时，给予 HLA-G 类抗原限制的抗相同肿瘤抗原的 TCR 转导的 CD25$^+$ 细胞去除的辅助淋巴细胞，可望进一步提高基因修饰的淋巴细胞的治疗效果。由于抗 HLA-H 类肿瘤抗原的特异性 TCR 不容易获得，人们尝试用抗 HLA-I 类肿瘤抗原的特异性 TCR 转导的 CD4 淋巴细胞来提供辅助性功能。另外，体外实验发现，转导体外突变的高亲合性的 HLA-A2 限制性的 NY-ESO-1 特异性 TCR 的 CD4$^+$ T 细胞具有很强的肿瘤识别功能。但是，输注表达 HLA-I 类限制性的 TCR 的 CD4$^+$ T 淋巴细胞是否像表达 HLA-H 类抗原限制性的 TCR 一样发挥辅助功能，尚有待临床或临床前期试验来证实。

由于分子生物学和基因工程技术的应用，TCR/CD3 中新成员以及它们相关分子方面的研究获得了相当大的进展。但是，还不能回答关于抗原刺激如何选择几种信号转导途径中的某一种，以及它们在每个途径中起何作用，因此，涉及经 TCR 途径信号转导的新分子及其作用机理还有待进一步鉴定和阐明。可以相信，随着更多更好的 TCR 的发现及治疗方案的改善，有望在用基因修饰的 T 淋巴细胞治疗肿瘤方面取得突破进展。

（二）B 细胞抗原识别受体（B cell receptor，BCR）

1. BCR 的结构

BCR 由 B 细胞表面的免疫球蛋白分子（surface immunoglobulin，sIg）组成，是 B 细胞特征性的标志之一。在成熟 B 细胞表面，BCR 总是和 CD79a（Iga）、

CD79b（Igβ）共同表达，形成 BCR-CD79a/CD79b 复合体，前者能够识别抗原，后者参与转导 BCR 接受的抗原刺激信号。

BCR 主要包括 mIgM 和 mIgD，由两条重链和两条轻链连接而成。其中重链分为可变区（V 区，约 110 个氨基酸残基）、恒定区（C 区，约 330 个氨基酸残基）、跨膜区（26 个氨基酸残基）及胞质区 3 个氨基酸残基；而轻链则只有 V 区和 C 区。V 区由 VH 和 VL 两个结构域组成，各有 3 个互补决定区，即 CDRL-CDR2 和 CDR3。BCR 可直接识别完整的、天然的蛋白质抗原、多糖或脂类抗原，3 个 CDR 均参与对抗原的识别，共同决定 BCR 的抗原特异性。Iga（CD79a）和 Igp（CD79b）以二聚体形式存在。两条肽链可分为胞外区、跨膜区和胞质区。Igα 和 Igβ 链的胞质区特别长，其中 Igα 为 61 个氨基酸残基，Igβ 为 48 个氨基酸残基，各有 1 个 ITAM，为信号转导所必需。

B 细胞对天然抗原的识别和反应，依赖于表现特异性免疫的 BCR。与 TCR 不同，BCR 识别抗原时无 MHC 限制性，能够直接识别完整的、天然的蛋白质抗原、多糖或脂类抗原。BCR 受抗原刺激所引起的胞内瀑布事件，可导致细胞的活化和分化，直至无能或死亡。起始参与 BCR 刺激活性的是酪氨酸激酶系统，此激酶又引起 PLCr-1，2（磷脂酶 Cr-1，2）的磷酸化和活化，同时 ras 蛋白同 Shc、Grb2 和 mSOS 等组成活化复合体，从而使 Raf 到达浆膜，起动丝/苏氨酸激酶活化瀑布而引起细胞增殖，以适应提高免疫反应能力的需要。

传统概念的特异性体液免疫指的是抗体分子，抗体本来是位于 B 细胞膜表面的免疫球蛋白（immuno globulin，Ig），它不是以单一分子存在，实际是一个含双硫键的异质糖蛋白双体，含 Iga 和 Igβ，二者都是跨膜结构，即有膜外区、跨膜区和胞浆区。Igα 和 Igβ（都含有抗原识别活化序列（antigen recognition activation motif，ARAM）或称抗原识别同型体 - 1（antigen recognition homology - 1，ARH-1）。在抗体应答过程中，抗原激活 B 细胞后，膜上表达和分泌的 Ig 类别会从 IgM 转换成 IgG、IgA、IgE 等其他类别或亚类的 Ig，成熟 B 细胞可同时表达 slgD 和 sIgM。另外，少数成熟 B 细胞还可表达 sIgG、sIgA 或 sIgE。

2. BCR 多样性产生的机制

（1）组合造成的多样性：由于有众多的 V、D、J 基因片段，而重排时每种片段中只能取一个，因而在重排过程中就可以有各种组合。

（2）连接造成的多样性：CDR3 区位于 V、J 或 V、D、J 片段连接处，两个片段之间的连接可以丢失或加入数个核苷酸，从而显著增加了 CDR3 的多样性，增加了抗原识别受体多样性的数目。N 插入就是一种加入核苷酸的方式，插入的 N-核苷酸在分辨不同 B 细胞克隆时是十分有用的标志。

（3）体细胞高频突变造成的多样性：造成这种多样性的机制和前面两种不一样，前两种都是源自 B 细胞在发生时重排中产生的，是作用在种系基因片段上的。而这种是作用在已成熟 B 细胞的重排过的 V 基因上，而且突变频率高，称为体细胞高频突变，它只发生在抗原刺激以后，而且只在次级淋巴器官的生发中心中，主要的方式是点突变，并且只发生在重排过的 V 基因上，但并非完全随机。在轻重链 V 区的三个 CDR 区大多是替代突变，因而和抗体的结合能力改变有关。突变后其中有些分子的亲和力会优于原先的分子，因此在抗原免疫后会产生抗体亲和力成熟的现象，也即在抗体应答过程中，特别在再次免疫后有亲和力逐渐提高的现象，这是在生发中心中抗原对高频突变细胞选择的结果。

TCR 和 BCR 多样性的机制基本类似，都具有组合造成的多样性，连接造成的多样性、N-核苷酸的插入等，但 TCR 也有不同于 BCR 的特点：没有体细胞高频突变；N 区插入多于 BCR；TCRV 区基因发生有效重排机会较多等。

3. BCR 与肿瘤免疫

早在 1991 年，Bories 在儿童 B 细胞急性白血病中发现有 RAG 的表达，RT-PCR 检测到在 16 例 B 系、9 例 T 系重组激活基因 RAG1 表达。RAG 表达水平是鉴别淋巴系统恶性肿瘤细胞发育状态的一个很有价值的指标，曾用于评估

ALL、霍杰金病、非霍杰金淋巴瘤、多发性骨髓瘤细胞的幼稚程度。结果显示，不同发育程度的淋巴系统肿瘤细胞 RAG 的表达呈规律性变化，且与正常淋巴细胞不同发育阶段的表达情况一致。

B 细胞急性白血病存在不稳定的免疫球蛋白重链（IgH）基因重排，VHDJH 连接上升到 30%，用 PCR 方法扩增 CDR3 序列检测 B 淋巴细胞肿瘤微小残留病时，在肿瘤初次检测存在两个或两个以上 VDJ 重排，VH 基因的替代或 VH 的完全重排在急性淋巴细胞的 VHDJH 不稳定连接中，部分复发病例的重排保留原发时 DJH 系列，但在化疗期间，肿瘤克隆 VDJ 重排可发生演变，使原先探针或特异引物无法检测，有的在缓解几年后会出现新的 VDJ 重排。

急性淋巴细胞白血病重排的紊乱也支持 BCR 重排和肿瘤的关系。理论上 B 细胞系肿瘤只能发生 IgH 基因重排，但近年来有研究表明，B 淋巴细胞急性白血病也可发生 TCR 基因重排，这一现象又称序列失真（Lineage infidelity）。目前认为该现象的产生是由于和 TCR 基因既具有同源性，又具有相同的重组酶，在早期淋巴细胞分化中，可能缺乏严格界线，当细胞分化时，Ig 与 TCR 重组酶处于活化阶段，当发生重排调节机制异常时，同一的重排酶可将两个基因进行错误重排。现有报道，在正常人中二者也存在部分的重排。

现在 B 细胞肿瘤研究较多的是 B 细胞克隆性或寡克隆性增生，而直接研究 B 细胞 BCR 的中枢或外周重排异常和规律在肿瘤中应用的不多。多数白血病细胞的 IgH 基因重排最常使用的 V 基因是 V3，其次是 V4 和 V6。最常使用的 J 基因则是 J5 和 J6B 细胞的克隆性增生，不同亚克隆利用不同 VH 片段与 DJH 前体发生重排。一般而言，同一病例只会有一种机制导致寡克隆形成。寡克隆形成的其他原因包括基因突变、缺失以及在基因重排过程中每一次 VDJ 的结合所伴有的非模板性核苷酸序列的插入，而且随机插入的核苷酸的数量从 1~20 个不等。克隆或寡克隆还会出现演化，即上面提到的 IgH 和（或）TCR 基因可以是在原有重排方式的基础上又出现了另外一个或多个新的重排方式，可以是免疫球蛋白重链、轻链和 T 细胞受体 δ、γ、β、α 之间的基因重排方式的变化。寡克隆或克隆演化的形成可能是在细胞发生转化时就已存在多种不同的克隆细胞群，由于增殖优势而导致克隆演化，增殖优势可能还是化疗后的抗药性克隆在持续药物治疗后筛选的结果，因此比较稳定。急性 T 淋巴细胞和 B 淋巴细胞白血病，均存在寡克隆和克隆演化，一般在 20%左右。

4. 问题与展望

B 细胞 BCR 的中枢或外周重排异常和规律在肿瘤中应用的不多。BCR 的第二次重排到底是肿瘤的原因、还是肿瘤发生后的结果，外周 B 淋巴细胞的 BCR 重排是否只朝有利于机体的方向进行抑或同样能攻击自身，是随机的、还是可以应用位点特异性重组系统进行生物工程上的定向诱导、调控等许多问题还需进一步研究，也许可为肿瘤治疗提供新的解决方案。

(三) 细胞因子受体

免疫细胞表面表达多种细胞因子受体，不同免疫细胞表达细胞因子受体的种类、密度和亲和力有所差别。

1. 不同细胞表面的细胞因子受体的种类

(1) T 细胞表面的细胞因子受体：多种细胞因子可调节 T 细胞的功能，这是因为 T 细胞存在着相应的细胞因子受体，如 IL-1~4R、IL-6~9R、IL-12R、TNF-aR、G-CSFR 和 TGF-pR 等。静止和活化 T 细胞因子受体的数目和亲和力可有很大差别：如静止 T 细胞只表达 IL-2β 链，与 IL-2 配体结合是中亲和力；当 T 细胞活化后同时表达 IL-2R_a 链和 β 链，并组成高亲和力受体。

(2) B 细胞表面的细胞因子受体：多种细胞因子调节 B 细胞的活化、增殖和分化是通过与 B 细胞表面相应的细胞因子受体结合而发挥调节作用的。B 细胞的细胞因子受体主要有 IL-1R、IL-2R、IL-4~7R、IL-11R、IL-12R、IFN-γR、TNF-$_a$R 和 TGF-βR 等。

（3）单核-吞噬细胞表面的细胞因子受体：单核-巨噬细胞表面有多种细胞因子受体，如 MCFR、MFR、MAFR、FNR、M-CSFR、GM-CSFR 等，相应的细胞因子作用后可调节单核-巨噬细胞的吞噬功能、细胞毒作用、MHC-U 类抗原的表达以及单核因子的合成和释放。

2. 细胞因子受体与肿瘤的免疫治疗

免疫细胞表面细胞相应的细胞因子受体与不同的细胞因子结合后发挥不同的生物学功能，在肿瘤的治疗中起重要的作用。

（四）Toll 样受体

1. Toll 样受体概述

1997 年，Medzhtov 等首次鉴定出与果蝇同源的第一个人类细胞表面的 Toll 样蛋白，并命名为 TLR（toll-like receptor），即现在的 TLR4。TLRs 是一个受体家族，至今发现哺乳动物 Toll 样受体至少有 11 种，即 TLR1~11。TLRs 存在于多数骨髓细胞（如巨噬细胞、树状突细胞、中性粒细胞、T 细胞、B 细胞）及非骨髓细胞（如上皮细胞和纤维细胞）中，其中 TLR1、TLR2、TLR4、TLR5、TLR6 和 TLR11 主要表达于细胞外，而 TLR3、TLR7、TLR8 和 TLR9 则表达于细胞内。

TLRs 是细胞跨膜受体，属于白细胞介素-1 受体（IL-1R）超家族成员之一，认为是具有相同结构的跨膜型识别受体（pattern recognition receptors，PRR）。它们通过识别内外源性致病原含有的保守病原体相关模式分子，启动宿主防卫反应。TLRs 是沟通固有免疫和获得性免疫反应，尤其是 T 细胞介导的细胞免疫反应的重要桥梁。TLRs 具有多种内外源性配体，其对 TLRs 的调节起关键性作用。调节不足会引起机体防御功能低下，导致肿瘤的发生，而调节过度则会导致自身免疫性疾病。因此，TLRs 及其信号通路也有望成为肿瘤疾病新的治疗靶位。

TLRs 配体按来源可分为外源性和内源性配体。外源性配体主要来自病原微生物，是生物进化过程中的保守成分，如细菌的脂多糖、胞壁酸、肽聚糖以及细菌和病毒的核酸等；内源性配体来自宿主细胞，如热休克蛋白（Hsp60、Hsp70）、透明质酸的低聚糖、纤维蛋白原、纤粘连蛋白额外区 A、硫酸肝素的多糖成分、抗菌肽等。

2. TLRs 与肿瘤免疫

（1）增强宿主对肿瘤细胞的清除：TLRs 识别配体后，激活核因子 kB（NF-kB）、丝裂原活化蛋白激酶（MAPKs）和干扰素调节因子-3（IRF-3），然后引起多种细胞因子的释放，上调 APC 细胞表面 CD80 和 CD86 等共刺激分子，并最终激活特异性免疫系统。TLRs 激活 NF-kB 和 MAPK 通路，其生物学效应主要反映在多种细胞因子的产生和 DC 活化。产生的细胞因子按功能可以分两类：一类为促进天然免疫的细胞因子，如干扰素（IFN）JL-12，巨噬细胞趋化因子等，这些细胞因子能够使自然杀伤（NK）细胞活化，中性粒细胞表面 Fc 受体表达增加，抗体依赖性细胞介导的细胞毒（ADCC）活性增强，从而增强宿主对肿瘤的直接清除作用；另一类为促进获得性免疫的细胞因子，如 IL-1，IL-2，IL-6，IL-8，IL-12，IL-18 和 IFN-y 等，能够增强宿主肿瘤特异性细胞毒 T 细胞（CTL）对肿瘤细胞的识别及清除能力。而 TLRs 信号通路活化的 DC，其表面膜分子（MHC-H，CD80，CD86，CCR7）表达量增加，使其对肿瘤抗原的识别及提呈能力增强，促进获得性免疫系统对肿瘤细胞的清除。研究发现，TLR7 通路激活后，能增强 DC 细胞的生存，有助于提高 B 细胞淋巴瘤免疫原性。

（2）促进肿瘤细胞的免疫逃逸：许多研究发现，多种肿瘤细胞表面也表达 TLRs，肿瘤细胞表面 TLR 的表达可促进肿瘤细胞的免疫逃逸。肿瘤细胞能够通过 TLR 及配体阻止树突状细胞的成熟，内源性配体通过 TLR 信号传导诱导持续的低度炎症反应，使骨髓抑制细胞可聚集到淋巴器官产生慢性炎症，随后 T 细胞和 NK 细胞的受体下调，导致免疫抑制。非小细胞肺癌中，TLR4 和 TLR9 表达上调。肿瘤细胞分化程度越低，TLR4 表达就越高，提示 TLR4 表达增强者，其恶性程度高。TLR4 信号传导还可通过诱导产生免疫抑制的细胞因子和阻止细胞凋亡来促进人类肺癌的免疫逃避。实验发现，在肿瘤细胞上用脂多糖（LPS）激活 TLR4 信号途径可诱导各种可溶性分子和蛋白表达，导致肿瘤细胞对细胞毒性 T 淋巴细胞（CTL）的攻击产生抵抗。LPS 刺激的肿瘤细胞上清液可抑制 T 细胞增殖和 NK 细胞杀伤活性。在体外用 RNA-TLR4 或能透过细胞的 TLR4 抑制肽可逆转肿瘤抑制的 T 细胞增殖和 NK 细胞的活性；在活体内能延缓肿瘤生长，因此延长荷瘤小鼠生存。这些结果提示，TLRs 信号通路可导致肿瘤细胞逃避免疫监视。TLRs 与肿瘤细胞化疗耐药有关。

3. TLRs 与肿瘤免疫治疗

应用 TLR-7/8 激动剂（L-DARA）治疗皮肤淋巴瘤的患者已经取得了显著的效果。Imiquimod（咪喹莫特）是作用于 TLR7 信号通路的喹啉类衍生物，可引起免疫调节和细胞凋亡，最近已经被批准用于浅表型基底细胞癌的治疗，对皮肤转移性黑色素血管性肿瘤也有效。国内有研究表明，用卡介苗（BCG）治疗膀胱癌的作用机制可能是 BCG 通过上调膀胱癌细胞 TLRs 的表达而介导 IL-12 产量升高，从而产生抗肿瘤反应。TLR9 激动剂 CPGs 在免疫治疗方面优于 BCG。Lapteva N 等通过诱导联合 CD40 和 TLR4，增强人类树突状细胞的活性来提高对抗肿瘤相关抗原的能力，这种方法可能会成为以树突状细胞为基础的肿瘤免疫治疗的新的策略。

4. 问题与展望

TLRs 是近年才发现的第一个通过感知微生物病原体而直接作出防御反应的介导天然免疫反应的古老受体家族，是宿主非特异性免疫的主要受体，亦是一种模式识别受体。其不仅在天然免疫中发挥重要作用，而且可诱导获得性免疫应答的产生，在肿瘤的发生、发展、化疗敏感性中发挥重要的作用。TLRs 在其介导与参与的肿瘤免疫过程中尚有许多未知因素，如：TLRs 识别的确切机制？不同的 TLRs 如何诱导特异性的信号通路调节不同基因表达，以介导不同的生物学效应？新家族成员的发现和各种 TLRs 在细胞组织表达的差异的生物学意义？在某些肿瘤中 TLR 的表达变化对机体是一种保护，还是促进肿瘤的进展？近年来报道的 TLRs 内源性配体是如何在肿瘤免疫中起作用的？能否通过 TLRs 对肿瘤进行彻底的治疗等。相信随着对 TLRs 研究不断深入，上述问题将逐步得以阐明，也将极大地拓展对肿瘤免疫的认识，并为临床治疗奠定基础，开发其潜在的治疗价值。

（五）其他受体

1. 补体受体

（1）1 型补体受体（complement receptor type 1，CR1）：CD35 为 1 型补体受体（又称 C3b/C 受体），广泛分布于红细胞、粒细胞、单核细胞、肥大细胞、滤泡树突状细胞、肾小球足突细胞、B 细胞及部分 $CD4^+T$ 细胞。CR1 可以增强吞噬细胞的吞噬作用，通过红细胞的 CR1 运送免疫循环复合物至肝脏等处经 I 因子裂解 C3b，使免疫循环复合物与红细胞解离，再被单核细胞所清除；为 B 细胞激活的调节剂，CR1 与补体 C3b 和 C4b 结合，促进 B 细胞的活化。

CR1 为单链穿膜糖蛋白，分子量为 160–260kDa，有四种同种异型，其分子量与基因频率分别为，A：190kDa（0.83）、B：220kDa（0.16），C：160kDa（0.01）和 D：260kDa（0.002），但它们的功能相同。CR1 的配体为 C3b/C4b（高亲和力）及 C3bi/C3c（低亲和力）。其主要功能有：①作为调理素受体，增强吞噬细胞对 C3b/C4b 包被颗粒及微生物的吞噬作用，以及对较小 IC 的内吞；②为 I 因子的辅助因子之一，协同 I 因子裂解 C3b 和 C4b，抑制 C3 转化酶与 C5 转化酶的活性并促使其降解；③通过红细胞的 CR1 运送 IC 至肝脏等处经 I 因子裂解 C3b，使 IC 与红细胞解离，再被单核细胞所清除；④为 B 细胞激活的调节剂。当 CR1 被含多个配体的 IC 交联时可激活 B 细胞，反之则产生抑制效应。同时发现 Clq-R 与 CR1 在激活 B 细胞产生 Ig 的过程中有协同作用。有人认为 CR1 可通过将带有 C3b 或 C3bi 的抗原附着于 B 细胞表面而促进对抗原的识别。

早期学者发现，血细胞（包括红细胞和少数粒细胞、淋巴细胞）免疫黏附和包绕围攻癌细胞形成花环状就与 CR1 有关，且恶性肿瘤患者红细胞黏附到癌细胞上形成的花环率明显低于正常人。国内外大量研究也证实，癌症患者 CR1 表达异常，较正常人及良性肿瘤患者明显降低。肿瘤患者红细胞膜上 CR1 的表达较健康人明显降低，这和恶性肿瘤患者细胞免疫功能下降是一致的。还有报道为正常人 CR1 高表达占 76.2%、中表达占 22.6%、低表达仅占 1.2%，而肿瘤患者中、低表达比例明显增高。

另外，不同时期肿瘤患者红细胞膜 CR1 分子量也不一样。部分慢性粒细胞白血病急变时 CR1 较慢性期降低，急性白血病缓解期 CR1 增高，因为血液病患者的某些幼稚细胞异常增生，导致红系祖系代谢紊乱，使得红细胞膜 C3b 受体减少，加之血液循环中存在大量的幼稚细胞，对免疫有抑制作用，急变时幼稚细胞增多，而缓解期幼稚细胞明显降低。肺癌Ⅲ、Ⅳ期的 CR1 低于Ⅰ、Ⅱ期，肺癌转移后 CR1 较非转移低，这与肺癌转移患者体内大量的肿瘤细胞释放过多的抗原有关。

（2）2 型补体受体（complement receptortype 2，CR2）：又称 CD21，EB 病毒受体。主要分布在成熟的 B 细胞、淋巴滤泡内树突状细胞、部分 T 细胞，此外，口咽、鼻咽以及宫颈上皮细胞表达与 CR2 相关的 145kDa 分子。其主要功能有：

①促进 B 细胞增殖：单独 CD21 交联并不引起 B 细胞的增殖，在 T 细胞或 T 细胞源性低分子量 B 细胞生长因子（LMW-BCGF）存在下或抗 μ 链抗体激活 B 细胞增殖时，CD21 交联具有强烈的促进作用；聚合的 C3dg. UV-EBV. CD21 单抗可加强 TPA 刺激的 B 细胞增殖；在 LMW-BCGF 存在下，CD21 单抗可刺激 B 细胞增殖；C3dg 包裹的颗粒可引起 LPS 激活的小鼠 B 细胞连续增殖；可溶性入 C3dg 诱导 Raji 细胞不信赖血清的增殖。上述结果提示外周血 B 细胞被某些刺激

物刺激后，CD21 介导增殖信号，促进 B 细胞进入细胞周期。最近发现，CD23 是 CD21 的一个新的配体。sCD23 在体外促进 IgE 生成，并有 BCGF 样作用。CD23 分子能与 CD21 结合，推测 CD21 就是生长因子 BCGF 的受体。

②CD21 介导 EBV 转化 B 细胞：EB 病毒感染 B 淋巴细胞时，主要是通过其表面包膜糖蛋白 gp350/gp220 与 B 细胞表面丰富的 CR2 分子结合，结合后激活磷脂酶 C，水解磷脂酰肌醇，胞浆内 Ca^{2+} 和二酰基甘油水平增加，并活化钙调蛋白和 PKC。转化性 EBV（如 B95-8）感染 B 细胞后，编码反式激活蛋白（transactivator）EBNA2、LMP 激活 CD21 和 CD23 基因，导致 B 细胞持续高水平表达 CD21 和 CD23，CD23 脱落后形成 sCD23，是自分泌的 BCGF，与 CD21 结合并活化 CD21 分子的酪氨酸蛋白激酶，不断激活 PKC，从而导致 B 细胞的转化和增殖，进而影响 B 细胞的生长，使 B 细胞或上皮细胞恶性转化，引起伯基特淋巴瘤或鼻咽癌。已经证明，靶细胞对 EBV 的摄取在一定程度上取决于细胞胞膜表面 CR2 分子的密度，CR2 分子水平高的细胞更易被感染。

③CD21 参与免疫记忆：病原微生物或蛋白质抗原上覆盖有 C3dg 时，可与淋巴滤泡内树突状细胞表面 CD21 结合，在诱导免疫记忆过程中起重要作用。

④参与补体的活化：CD21 参与补体替代途径的启动以及 C3b 的固定，且在 C3bi 裂解为 C3dg 过程中为丝氨酸蛋白酶 I 因子的辅因子。

笔者设想：在 EBV 感染后即开始应用针对 CR2 的单克隆抗体或其他封闭因子与 EBV 竞争性结合细胞表面的 CR2 分子，阻止 EBV 与 CR2 结合，阻止 B 细胞或上皮细胞的恶性转化，从而达到预防 B 细胞相关的肿瘤或鼻咽癌等肿瘤性疾病的目的。目前 CR2 单克隆抗体多用于诊断，如滤泡状细胞瘤的诊断，免疫补体激活的研究未见单独应用于临床预防和治疗的报道。目前还需更多的临床试验证实它的有效性。

2. 致有丝分裂原受体

T 细胞和 B 细胞表面都有致有丝分裂原受体，致有丝分裂原是指能刺激细胞发生有丝分裂的物质。如美洲商陆有丝分裂原（pokeweed mitogen，PWM）对 T 细胞和 B 细胞均有致有丝分裂作用。金黄色葡萄球菌 A 蛋白（staphylococcal protein A，SPA），可通过与 mIg 结合刺激人 B 细胞的增殖。常用的诱导 T 细胞发生增殖的致有丝分裂原有刀豆素 A（concanavalin A，ConA），植物血凝素（phytohemagglutinin，PHA）和 PWM。有研究发现，PWM 能抑制骨髓瘤细胞 DNA 的合成。ConA 作用后的 M 甲，体积增大、指状突起增加和胞浆内线粒体等细胞器增加。ConA 活化的腹腔 M 甲分泌 TNF-a 和 IL-邝的水平增加，其在 Mψ 胞浆内的表达增强。转移实验证实，正常小鼠接受了免疫小鼠血清后其体内的 $CD4^+CD25^+$ Treg 减少。应用 ConA 活化的灭活自身 T 细胞免疫可以通过上调 Thl 细胞活性、降低 Treg 数量和功能而增强抗肿瘤的免疫反应，达到抑制肿瘤的生长效应。SPA 常作为一种免疫学工具被广泛应用，可用于单克隆抗体或多克隆抗体的纯化等。固相 SPA 能部分去除肿瘤病人和带瘤动物血清中的封闭活性，从而降低血清对淋巴细胞介导的细胞毒的封闭作用。

ConA、PHA、PWM 等刺激淋巴细胞增殖的作用在诊断方面研究较多，在抗肿瘤免疫中免疫细胞表面的致有丝分裂原受体研究较少。肿瘤细胞表面的有丝分裂原受体是什么，这些对淋巴细胞有刺激增殖作用有丝分裂原对肿瘤细胞的作用如何，对肿瘤微环境有何影响等许多问题值得我们探讨和研究，也许就此能开辟一条肿瘤治疗的新道路。

3. Fc 受体

Fc 受体（Fc receptor，FcR）是结合免疫球蛋白 Fc 段的分子结构，根据其结合免疫球蛋白的不同可分为：FcγR（与 IgG 结合）、FcεR（与 IgE 结合）、FcaR（与 IgA 结合）、FcnR（与 IgM 结合）。通过 Fc 受体与 IgFc 段结合，参与 Ig 介导的生理功能或病理损伤过程。在抗肿瘤免疫过程中 FcγR 发挥重要的作用。

FcγR 可分为 FcγRI（CD64），FcγR II（CD32）和 FcγR III（CD16）三类。

FcγRI：主要与人的单体 IgG1、IgG3 以及小鼠 IgG2a 和 IgG3 结合。与人 IgG4 结合的亲合力低，与 IgG2 则无结合能力。FcγRI 主要分布于单核细胞、巨噬细胞、中性粒细胞等，但表达水平各不相同。IFN-γ 可刺激单核细胞、巨噬细胞和中性粒细胞表达 FcγRI 水平增加 5~10 倍，G-CSF 也有这种促进作用。FcγRⅡ：FcγRⅡ 与人 IgG1、IgG3、IgG4 结合，为低亲合力受体。介导中性粒细胞和单核巨噬细胞的吞噬作用。B 细胞的 FcγRⅡ 与 IgGFc 结合后，介导免疫抑制调节。FcγRⅢ：FcγRⅢ 结合人 IgG1、IgG3，为低亲和力受体。主要分布于巨噬细胞、NK 细胞和嗜酸性粒细胞，巨噬细胞表达高水平 FcγRⅢA，而单核细胞表达水平较低，促进吞噬和 ADCC 作用。

FcγR 的抗肿瘤免疫效应主要是通过髓样细胞和 NK 细胞来发挥的：

（1）单核-巨噬细胞：FcγRⅠ、Ⅱ 和 Ⅲ 均可介导人类单核细胞 ADCC 来杀伤肿瘤等靶细胞，这种 ADCC 效应为 Mg^{2+} 依赖，并需白细胞功能相关抗原-1（LFA-1）等黏附分子参与。IFN-γ 可促进单核细胞 FcγRⅠ 介导的杀伤作用。单核-吞噬细胞可通过 FcγRⅠ、Ⅱ、Ⅲ 发挥调理吞噬和清除免疫复合物的作用。

（2）中性粒细胞：新鲜分离的中性粒细胞不能通过 FcγR 溶解靶细胞，但在 IFN-γ 刺激下可通过 FcγRⅠ 和 FcγRⅡ 介导杀伤作用，对于 FcγRI，IFN-γ 主要是诱导其表达水平升高，而对 FcγRH 表达水平并未见改变，可能是通过对杀伤机理的调节。GM-CSF 也能通过 FcγRH 明显增加中性粒细胞的杀伤水平。活化中性粒细胞还可通过 FcγRⅠ.FcγRⅡ 发挥调理吞噬和清除免疫复合物的作用。但 GPI 连接的 FcγRDIB 不能介导中性粒细胞杀伤肿瘤的作用。

（3）嗜酸性粒细胞：未刺激的嗜酸性粒细胞没有杀伤作用，GM-CSF、TNF 和 IL-5 等是嗜酸性粒细胞发挥 ADCC 效应的有效激活剂，在杀伤寄生虫和抗肿瘤中有重要作用。GM-CSF 对嗜酸性粒细胞的激活作用主要是通过 FcγRH 介导的。

（4）NK 细胞：通过 FcγRDIA 介导 ADCC 杀伤肿瘤细胞等靶细胞，IL-2 和

IFN-γ 可明显提高 NK 细胞的杀伤活性，但并不明显改变 FcγRDIA 的表达水平。

目前临床应用的抗肿瘤的单克隆抗体有模拟 IgGFc 段的结构，抗体不但可以通过与肿瘤细胞表面相应的受体结合，阻断特定的信号转导通路，抑制肿瘤细胞的增殖、转移等，还可以通过 Fc 段与免疫细胞表面的 Fc 段受体结合，介导 AD-CC 等作用，通过另一条途径杀死肿瘤细胞。

二、共刺激分子

T 细胞的活化需要双信号系统的参与，除 MHC/抗原肽–TCR 提供第一信号外，还必须有 B7/CD28 等共刺激分子提供的第二信号才能使 T 细胞活化。不同的细胞传递共刺激信号的分子有所不同，其中包括：B 淋巴细胞激活抗原（B7，B7/CD28）、细胞间黏附分子。

表达于 T 细胞表面的 CD28/B7 家族成员包括 CD28、ICOS、CTLA–4 和 PD-1CC（前两个为活化受体，后两个为抑制性受体），以及表达于 APC 表面 B7 家族：CD28 家族的配体分子 B7-1 和 B7-2。CD28 家族成员与 B7 家族的相应成员结合，产生共刺激信号，在 T 细胞活化与 T 细胞亚群间稳态维持中起重要作用。在信号转导机制方面，CD28 和 CTLA–4 研究得比较多，发现有许多问题仍未解决，双信号模型也面临着进一步的充实。

（一）CD28

1. CD28 的分子结构

CD28 是由 Hansen 等于 1980 年首先发现的一种 T 细胞表面分子，是 T 细胞活化所必需的信号之一。CD28 分子是一种由链间二硫键相连的、以同源二聚体形式存在于 T 细胞表面的糖蛋白，有 202 个氨基酸残基，成熟并完全糖基化的单体相对分子质量约为 44000，分胞外区、跨膜区和胞浆区。胞外区都具有单个的 V 样区，这是与配体结合必需的。它们的胞浆段含有供 SH2（src-homology 2）

和 SH3（src-homology 3）结合的区域，这是信号转导必需的。家族成员间的一级序列相似性很差（20%~40%），但三级结构相似性较好（>60%）。CD28 表达于 95% 的 CD4$^+$T 细胞和 50% 的 CD8$^+$T 细胞表面，为组成性表达，在人、猿、小鼠、大鼠及禽类的淋巴细胞表面均存在。

2. CD28 的生物学作用

CD28/B7 信号对于免疫应答的启动具有相当重要的作用。当 T/APC 接触时，CD28 与 Lck、CD3、TCR 及某些细胞表面的分子结合形成超分子复合物，并通过使免疫受体酪氨酸激活基序磷酸化，从而激活 TCR 相关的下游信号，最终激活 T 细胞；而 CD28/B7 共刺激信号缺陷将导致 T 细胞的无反应性。CD28 与 B7 结合后产生共刺激效应：①促进 T 细胞的活化、增殖与分化；②诱导 T 细胞表面 IL-2 受体上调，增加 IL-2mRNA 转录，促进细胞因子（IL-2、IFN、TNF 和 GM-CSF 等）分泌；③CD28 能调节并维持适量的、有功能的 T 细胞存活，保证特异的免疫应答；④CD28 能调节 Fas/FasL 介导的激活 T 细胞凋亡途径，它可诱导与 Fas 或 TNF 受体介导的凋亡相关的鞘磷脂水解和神经酰胺积累，这可能是机体清除非特异反应的一种机制；⑤CD28 通过参与负调控因子 CTLA-4 的表达和功能来调控 T 细胞的激活，CD28 拮抗剂如抗 B7-2 的抗体可抑制 CTLA-4 表达的上调，而适度的 CD28 信号可协助抗 CTLA-4 抗体抑制激活 T 细胞的增殖。综上所述，组成性表达的 CD28 更像是一个调节枢纽，与 CTLA-4、B7 家族分子等构成精密调控免疫应答的网络，在保证机体体内免疫稳态的同时，对外来抗原产生特异性应答。除 CD28 外，CD28 家族的其他成员的表达量都会在各自细胞被活化后显著增加，这就又提供了一种调节受体-配体结合的机制，同时它还具备易化对特异性刺激应答时产生适当效应物的功能。

3. CD28 与肿瘤免疫

根据 CD28 的表达与否，可将 CD8$^+$T 细胞分为细胞毒 T 细胞（CD8$^+$CD28$^+$T，

CTL) 和抑制性 T 细胞（CD8$^+$CD28-T，Ts）。CD8$^+$CD28$^+$T 细胞属细胞毒 T 细胞，与肿瘤细胞直接接触，通过排粒作用释放穿孔素和颗粒酶等细胞毒物质，溶解靶细胞，同时它还可能通过释放一些细胞因子诱导靶细胞的凋亡。有研究发现胃癌患者外周血 T 细胞低表达 CD28 分子，胃癌细胞低表达 B7 分子，从而影响 B7/CD28 共刺激通路，使 T 细胞不能有效地清除肿瘤。在慢性 B 淋巴细胞白血病的人群中，发现 CD28 异常表达可干扰免疫稳态并增加其危险性。覃汉军等采用健康人的外周血 T 淋巴细胞分别与 BEL-7402 人类肝癌细胞和抗 CD28 抗体混合培养，实验观察到在抗 CD28 模拟共刺激分子作用下，CTL 细胞群体 CD8$^+$标志细胞增多，肿瘤特异性 CTL 细胞杀伤活性显著增强，同时还发现 IFN-y 和 TNF-a 分泌增加。IFN-y 和 TNF-a 两者均来自活化的 CD4$^+$T 细胞，其中 TNF-a 是一类能直接造成肿瘤细胞死亡的细胞因子，IFN-y 则使 CTL 和 NK 细胞成熟扩增，二者分泌增加说明 CD4$^+$T 细胞参与抗 CD28 诱导的抗肿瘤作用，即抗 CD28 同时诱导 CD4$^+$T 细胞和 CD8$^+$T 细胞的活化。抗 CD28 单抗还可以抑制多发性骨髓瘤细胞的增殖。共同注射甲基纤维肉瘤细胞和抗鼠的 CD3/CD28$^+$微粒和 GM-CSF 微粒可完全防止小鼠中肿瘤的植入。与效应细胞表面的 CD28 和肿瘤细胞表面的抗原分子结合的双特异抗体，通过非 B7 途径，使 T 细胞与肿瘤细胞相交联而活化 T 细胞，用于肿瘤的免疫治疗。

4. 问题与展望

虽然对 CD28 分子在恶性肿瘤患者中的表达和作用已有一定的了解，但仍有许多问题尚待澄清，CD28 分子与淋巴细胞亚群、细胞因子的相互作用机制及在肿瘤发病中的作用等仍需进一步研究。该分子的研究为免疫调节和免疫干预提供了新的思路，有助于阐明疾病的发生机制，并为开展相关疾病的诊断、治疗及疗效考核提供一个客观指标。在肿瘤化疗时，保护机体免疫功能与杀伤肿瘤细胞具有同等重要意义，这就需要确切地清楚患者目前的细胞免疫状况，单靠检测体内淋巴细胞的百分比例是不确切的。采用流式细胞仪单平台技术动态检测免疫细胞的绝对计数，可以精确、快速地了解肿瘤患者 CD28 分子在 CD8⁺T 细胞上的变化情况，从而为选择合理的免疫治疗及治疗时机提供可靠依据。

（二）ICOS

1. ICOS 的分子结构

可诱导共刺激分子（induced costimulatory molecules，ICOS）是 CD28 家族中继 CD28、CD40 之后的第三个成员，其配体 B7 同源蛋白（B7Homolog，B7h）也称 B7RP-1，是 B7 家族成员。两者均在 1999 年分别由 Hutloff 和 Swallow MM 等发现。ICOS 基因定位于人体第二号染色体 2q33~34 位点，与 CD28/CTLA-4 基因位点相邻。ICOS 为同源二聚体结构，相对分子量为 55~60kDa，为免疫球蛋白超家族成员，属于 I 型跨膜糖蛋白，单体由 199 个氨基酸组成，含有一个胞外 Ig-V 样结构域、一个由 23 个氨基酸组成的跨膜区和一个由 35 个氨基酸组成的胞浆尾。半胱氨酸残基形成 ICOS 同源二聚体链间的二硫键，与 CD28 和 CTLA-4 相似。ICOS 与 CD28/CTLA-4 的氨基酸序列同源性为 30%~40%。由于其缺少一个保守基序 MYPPPY，而后者在 CD28/CTLA-4 与配体 B7-1/2 结合时必不可少，提示 ICOS 不能与 B7-1/2 结合。

2. ICOS 的生物学功能

作为协同刺激分子 ICOS/ICOS-L，能参与 APC 与 T 细胞以及 T 细胞与 B 细胞相互作用，增加 T 细胞和 B 细胞的数目，并刺激细胞/体液的免疫应答，尤其主要参与二次免疫应答或参与在初始抗原呈递以后的初次免疫应答。可以说 CD28/（B7-1/B7-2）活化初始 T 细胞，而 ICOS/ICOS-L 调节其效应功能。

（1）ICOS 对 T 淋巴细胞的作用：ICOS 仅在活化的 T 细胞上表达，在静止的 T 细胞上不表达。这一区别提示：CD28 是诱导初始 T 细胞增殖活化的关键性分子，而 ICOS 则是活化后促进 T 细胞分化并发挥效应的主要共刺激分子。CD28 分子主要参与机体的初次免疫应答，而 ICOS 主要是在再次免疫应答以及免疫记忆中发挥着重要作用。记忆 T 细胞（CD69-、CD44hi、CD45RBlo）表达 ICOS，激活后 ICOS 的表达水平进一步上调，ICOS-L 能提供记忆性 T 细胞活化和生存的刺激信号。同 CD28 主要保护初始 T 细胞免于凋亡相比 JCOS-L 则保护记忆 T 细胞免于凋亡。ICOS 能有效地促进 T 细胞增殖及细胞因子分泌。ICOS-B7h 通路不但增强回忆增殖反应，还可使刚激活的 T 细胞产生细胞因子，如 IL-4、IL-5、IFN-γ、TNF-a 等，介导 T 细胞效应功能。与 CD28/B7 共刺激途径抑制 IL-10 的释放相反，ICOS 促进 IL-10 的释放。体内实验表明，阻断 IOCS 能抑制 $CD4^+TE2$ 细胞的反应。ThO 细胞向 Thl 细胞转化期间 ICOS 的表达下降，而 ThO 细胞向 Th2 细胞转化期间 ICOS 的表达增强。CTLA-4 能抑制 ICOS 的表达。

（2）ICOS 能增强 T 细胞对 B 细胞的辅助功能，促进体液免疫应答：在应答过程中，首先为 T 细胞上的 CD28 与 B 细胞上的 B7.1、B7.2 相互作用使其活化，而后由 T 细胞的 ICOS 与 B 细胞的 ICOS-L 作用，帮助 B 细胞分泌抗体尤其是 IgG2a、IgE，并通过 T 细胞分泌的 IL-10 诱导 B 细胞向浆细胞和记忆性细胞发育。研究发现，ICOS 对免疫球蛋白的类别转换也至关重要。$ICOS^{-/-}$ 基因敲除导致由 T 细胞特异性抗原引起的 IgG1、IgE 的水平下降。Coyle 等发现 CTLA-4Ig、ICOS-Ig 均降低免疫反应期间抗原特异性 IgGl、IgG2a 水平。

$ICOS^{-/-}$ 基因敲除导致由 T 细胞特异性抗原致敏的生发中心的形成发生缺陷。细胞表面趋化因子受体及其配体负责免疫反应期间免疫细胞的迁移，ICOS 可能通过增强趋化因子的产生来募集更多的 B 细胞和 T 细胞迁移到生发中心，促进生发中心的形成。ICOS 交联后在人体 T 细胞表面 CD40L 的表达上调，提示 ICOS 能增强 T 细胞对 B 细胞的辅助功能。

新近证实，一种位于淋巴滤泡、表型为 $CXCR5^+CD40L^+ICOS^+$ 的 T 细胞亚群是在生发中心中辅助 B 细胞产生对 T 细胞依赖抗原应答中的主要角色，称为滤泡辅助性 T 细胞（T follicularhelper cell，Tfh）。Tfh 表达的 ICOS 调节 B 细胞的功能主要是通过促进 Tfh 产生多种细胞因子实现的。在 B 细胞滤泡区，B 细胞上高表达的 ICOSL 刺激 Tfh 细胞上的 ICOS 后，诱导 Tfh 产生 IL-21，以及其他促进 B 细胞体液免疫应答的细胞因子如 IL-4、IL-5 和 IL-10 等。

（3）对 NK 细胞的作用：最近发现，在 IL-2、IL-12 和 IL-15 作用下 NK 细胞也表达 ICOS，ICOS 提供的协同刺激信号能增强 NK 细胞的杀伤活性。例如，ICOS⁺NK 细胞的杀伤活性是 ICOS-NK 细胞的 20 倍。而且 ICOS⁺NK 细胞还能杀伤表达 MHC-I 类分子的肿瘤细胞。因此，ICOS 也被视作 NK 细胞的活化受体。

（4）对免疫系统的负调作用：研究发现，在实验性自身免疫性脑炎（experiment alautoimmune encephalitis，EAE）发生过程中，如在诱导期阻断 ICOS/ICOS-L 的相互作用，可以加重 EAE，而在效应阶段阻断则可以缓解 EAE。这表明在一定的微环境下，ICOS 可以下调 T 细胞的应答，但其机制尚不清楚。此外，由于 ICOS/ICOS-L 对 IL-10 的产生有重要作用，故推测 ICOS/ICOS-L 可能对 T 细胞耐受的形成也有一定作用。

由此可见，ICOS 的协同刺激功能和抑制功能受免疫应答的性质及对 ICOS/ICOS-L 阻滞介入的时相的影响。另有研究发现，B7RP-1/ICOS 还可以下调肾小管上皮细胞在呈递抗原过程中对 T 细胞的活化作用。尽管对 ICOS/ICOS-L 的负调作用仍然需要进一步的研究，但对于我们重新认识协同刺激分子的作用以及时相与免疫应答的关系仍有很大的启发。

3. ICOS 与肿瘤免疫

（1）增强抗肿瘤免疫反应：Wallin J. J. 等人用纤维肉瘤细胞系 B7h-Sal 和 control-Sal 分别建立鼠的肿瘤型，并进行对比实验，发现即使在缺乏 CD4⁺T 情况下，ICOS/ICOS-L 仍能加强 CD8⁺T 的抗肿瘤应答，这种作用在二次免疫应答中更加明显。经进一步研究发现，该作用不是通过增强 CTL 的溶细胞作用实现的，而是通过促进 CD8⁺T 增生及 IL-2、IFN-r 等细胞因子的产生实现的。ICOS/

ICOS-L 能增强活化的 NK 的功能，杀死表达 MHC-I 和 ICOS-L 的肿瘤细胞，如某些类型的白血病，并初步证明该作用只适用于细胞因子激活的 NK 细胞，且上调的杀伤作用与 PI3 激酶有关。

（2）抑制抗肿瘤免疫：Treg 是体内免疫抑制性细胞，根据 ICOS 分子的表达，将 Treg 分成 $FOXP3^+ICOS^+$ Treg 和 $FOXP3^+ICOS^-$ Treg 两组细胞。$FOXP3^+$ $ICOS^+$Treg 细胞通过 IL-10、TGF-β 抑制 $CD4^+$T 细胞增殖，而 $FOXP3^+ICOS^+$Treg 细胞仅通过 TGF^+ 来发挥功能。在人类前列腺癌、黑色素瘤研究中发现，肿瘤浸润淋巴细胞中多为 ICOS 高表达的 Treg 细胞群，而患者外周血及正常群外周血以 ICOS 低表达的 Treg 细胞群为主。高表达 ICOSTreg 细胞比低表达 ICOSTreg 细胞对效应 T 细胞有着更强的抑制作用。同时，这群细胞还高表达 Fas、FasL 和 GranzymeB，可能对 Treg 诱导 $CD4^+$ 和 $CD8^+$ 细胞凋亡中发挥重要的作用。盖晓东等采用双重酶标免疫组化技术同时检测结肠直肠癌（colorectal carcinoma，CRC）组织中 FOXP3 和 ICOS 的表达，结果发现 $FOXP3^+ICOS^+$Treg 在 CRC 组织中的表达率明显高于癌旁组织中的表达率，提示表达 ICOS 分子的 Treg 可能具有更强的免疫抑制功能，并认为 CRC 的发生发展与其癌组织局部微环境中 Treg 数量变化有直接关系，ICOS 的表达可能在调解 Treg 功能方面起重要作用，CRC 患者的肿瘤微环境可能通过某种机制促进了 Treg 的分化或增殖。以 ICOS 为靶点，抑制 Treg 细胞的活性可能会纠正 CRC 患者的肿瘤微环境中的免疫抑制状态。

ICOS/ICOS-L 在免疫过程中有着双重作用，既可以调节 Th1、Th2 的免疫应答，促进 B 细胞增殖、分化，进而形成效应细胞，同时还能增强 CTL 和 NK 的杀伤作用，这在二次免疫应答中尤其重要，并且在某种程度上填补了二次免疫应答协同刺激理论上的空白。但是它还有免疫抑制作用，特别是在肿瘤微环境中，高表达 1COS 的 Treg 细胞具有更强的免疫作用。因此对 ICOS-L 的进一步研究以及认识的不断深入，必将有助于我们对免疫理论认识的完善，并为肿瘤新的治疗方法提供思路。

（三）CTLA-4

1. CTLA-4 的分子结构

细胞毒性 T 淋巴细胞相关抗原-4（cytotoxic T-lymphocyte-associated antigen 4，CTLA-4）是 B7/CD28 家族成员，它与 CD28 具有结构上的相似性，两者在氨基酸水平有 31% 的同源性，它短暂表达在活化的 T 细胞上。抗原提呈细胞（antigen presenting cell，APC）上的 B7-1（CD80）和 B7-2（CD86）分子是它们共同的配体，它以高亲和力（高于 CD2820 倍以上）与 B7 结合，对 T 细胞的活化起负性调节作用。CTLA-4 有一短 36aa 的胞质尾，含有两个酪氨酸基序。Tyr201 的 YVKM 基序对 CTLA-4 与胞质信号分子之间的关联起调节作用。据报道，磷酸化的 YVKM 形式与 PI-3 激酶和含有酪氨酸 PI-2 的 SH2 有关。CTLA-4 介导其抑制作用一是通过其胞外域起竞争配体作用，CTLA-4 可通过占据 APCs 表面 B7 配体，从而阻止 CD28 信号；二是通过其胞内域介导一负性信号而起抑制 T 细胞活化的作用。完整 CTLA-4 在 T 细胞表面主要以二聚体形式存在，部分以单体形式存在。二聚体 CTLA-4 与 2 分子 B7 高亲和力结合，结合力较 CD28 大 150 倍，较单体 CTLA-4 高 30~90 倍。

2. CTLA-4 的生物学作用

B7 传导阳性或阴性信号由其结合的配基决定。B7 与 T 细胞上的 CD28 结合产生阳性信号，增强免疫应答，与 CTLA-4 结合则产生阴性信号，封闭了 CD28 依赖的 T 细胞激活，下调免疫反应。CD28 与 CTLA-4 作为共刺激信号中最重要的一对正负调节对，其调节机理大致如下：当 APC 表达有限量的 B7 分子时，CTLA-4 在初始激活的 T 细胞中表达量虽低，却因与 B7 分子具高亲和力而占优势，从而可阻止 T 细胞反应的起始。当激活的 B 细胞、树突状细胞等 APC 表面高水平表达 B7 分子时，B7/CD28 信号传递途径占优势，T 细胞被激活，分泌 IL-2 等细胞因子，并增殖、分化成效应细胞，大量激活 T 细胞。激活的 T 细胞大量分泌 CTLA-4 和 CD28，故在免疫反应后期，CTLA-4 和 CD28 竞争性地与 B7 分子结合，抑制 T 细胞活化，还可参与 T 细胞的分化。但其确切的作用机制仍不十分清楚，目前认为其可能的机制为：介导 T 细胞凋亡；抑制 IL-2 的分泌，抑制 IL-2R 基因的表达，控制细胞周期的发展，使细胞周期停滞在 G0/G1 期，不向 S 期发展；在 T 细胞活化早期竞争性地抢先和 B7 结合，阻止 CD28 与 B7 的结合，从而阻止 CD28 传导共刺激信号启动 T 细胞活化级联反应。

3. CTLA-4 与肿瘤免疫治疗

外源性抗原及肿瘤特异性或相关性抗原刺激引发机体抗肿瘤免疫，初始阶段由于 CTLA-4 水平有限而使 B7/CD28 作用占优势，T 细胞被激活分泌 IL-2 等细胞因子，并扩增、分化成效应 T 细胞。而 T 细胞激活后 CTLA-4 表达量上升，故在免疫反应的后期 CTLA-4 与 CD28 竞争性地与 B7 分子结合，抑制 T 细胞从 G 期进入 S 期及 IL-2 转录因子的活性，从而下调或终止 T 细胞反应，因此 CTLA-4 被认为是抑制机体抗肿瘤免疫因子。CTLA-4mAb 或 CTLA-4 配体可以阻止 CTLA-4 与其天然配体结合，从而封闭 CTLA-4 对 T 细胞负性调节信号的传导，增强 T 细胞对各种抗原的反应性。若在临床治疗中降低机体 CTLA-4 的表达量及含量能增强 T 细胞的反应性，CTLA-4 抗体及抗 CTLA-4 表达的核酶有可能成为临床抗肿瘤的有效治疗药。

将 CMS4 肉瘤细胞单独接种于 BALB/C 小鼠或联合 CTLA-4mAb 接种于该类小鼠，结果发现单独肉瘤接种组小鼠全部有肿瘤生长，而 15 只联合接种组小鼠只有两只发生肿瘤性增生。将完整的抗人 CTLA-4mAbCP-675，206 静脉注射入恶性黑色素瘤病人体内，发现患者体内抗肿瘤免疫效应增加，疾病得到控制。给荷瘤小鼠注射 CTLA-4 单克隆抗体，以此阻断肿瘤细胞表面有限的 B7 分子与 CTLA-4 的结合，从而增强 B7-CD28 引发的 T 细胞对肿瘤细胞的杀伤作用，结果表明注射单抗小鼠无肿瘤生成或肿瘤生成延迟。

在对近年来鉴定的一种新型免疫抑制细胞 $CD4^+CD25^+Treg$ 的研究中发现，其表面持续性表达 CTLA-4。胃癌、食道癌患者外周血中 $CD4^+CD25^+Treg$ 细胞比例均高于正常对照组，此时应用 CTLA-4mAb 作为 CTLA-4/B7 信号作用的拮抗剂，可解除细胞抑制状态，增强 T 细胞活化及杀瘤作用，而且动物实验结果也提示 CTLA-4mAb 可阻断 Treg 细胞抑制功能发挥。

MDX-OlO（Ipilimumab）是一种全人源化的 IgG1 型单抗，靶向 CTLA-4，通过抑制 Treg 细胞从而增强 T 细胞的抗肿瘤活性。2010 年 ASCO 公布：在 600 余例经治的、不可切除的 1D/1V 期黑色素瘤患者中，m 期随机双盲多中心研究（MDX010-20）比较了 Ipilimumab 单药、gp100 肽疫苗或两者联合的安全有效性，结果显示：Ipilimumab 单药及联合组中位 OS 显著优于单用疫苗组（分别为 10.1 个月、10 个月和 6.4 个月），三组两年 OS 率分别为 24%、22% 和 14%，患者对 Ipilimumab 治疗可以耐受。

4. 问题与展望

CTLA-4 作为自身免疫负调节因子，是一种具有高效率、特异性强的免疫抑制因子。既可用于治疗自身免疫性疾病，也可用于移植排斥反应的治疗。在肿瘤免疫中作为免疫抑制因子，应阻断它与 B7 分子的结合，从而阻断抑制性信号的产生，达到促进或增强抗肿瘤免疫反应的目的。目前临床研究较多的是 CTLA-4 的单克隆抗体。该抗体在多种肿瘤中尝试应用，但疗效不尽如人意，仅在恶性黑色素瘤中具有明确的临床疗效。其疗效不佳的原因又是什么？是否因为单抗的剂量不足？抑制肿瘤免疫的因素众多，仅阻断这一条抑制通路仍无法激活有效的抗肿瘤免疫，或有其他目前无法知道的原因影响它的疗效。针对上述可能的原因我们可采取一些措施，如：增大单克隆抗体的剂量，制备完全人源化的单克隆抗体，既可减少人抗属的免疫排斥反应，又可提高疗效；或与其他增强免疫的治疗手段或消除免疫抑制的措施联合应用，如：应用 CTLA-4 单克隆抗体同时给予

DC 疫苗的治疗，或联合去除 Treg 细胞的治疗，同时还可将 CTLA-4 单克隆抗体联合放疗以增加临床疗效的治疗等。

（四）B7 家族

1. B7 家族的分子结构

CD28 和 CTLA-4 受体的天然配体是 B7-1（CD80）和 B7-2（CD86），B7-1 和 B7-2 均属于免疫球蛋白超家族成员，包含 IgV 样区和 IgC2 样区。B7 分子通过 IgV 样区与 CD28 和 CTLA-4 结合，B7-1 和 B7-2 以单链形式表达于细胞表面。B7-1 是由 288 个氨基酸组成的、分子量为 55kDa 的跨膜糖蛋白，其中包括 19 个氨基酸的胞内段。B7-2 是由 329 个氨基酸组成的、分子量为 70kDa 的跨膜糖蛋白，它比 B7-1 的胞内段要长。两个蛋白有 25% 的同源性且均定位于染色体 3q13.3-3q21 上。B7 分子家族分布广泛，如 B 细胞、T 细胞、单核细胞、树突状细胞、心、肾、肺和肿瘤细胞等。

2. B7 分子的生物学作用

T 细胞活化后，B7 分子表达量都会上调，但 B7-2 上调速度较快，而 B7-1 较慢且维持时间更长。CD28 和 CTLA-4 与 B7-2 的亲和力略低于 B7-1，除此之外，B7-1 和 B7-2 同等地协助 T 细胞活化，都具有保守的 SQDxxxELY 结合区域。一般认为，B7（主要是抗原呈递细胞表面的 B7）与细胞（主要是 T 细胞）的受体结合，作为第二信号发挥作用。比如抗原呈递细胞（APC）表面的 B7-1 或 B7-2 与 T 细胞表面的 CD28 结合，促进 T 细胞增殖、分泌，上调抗凋亡基因；而与 CTLA-4 结合，则抑制 T 细胞的进一步活化。

就肿瘤细胞活化 T 细胞而言，B7 分子提供共刺激信号有三种方式。第一种方式为反式共刺激方式，由肿瘤细胞表面多肽-MHC 复合物与 T 细胞的 TCR 相互作用提供信号 1，由抗原递呈细胞（APC）表面的 B7 分子与 T 细胞表面的 CD28 相互作用提供信号 2；第二种方式为顺式共刺激方式，由肿瘤细胞表面的多肽-MHC 复合物与 T 细胞表面的 TCR 相互作用提供信号 1, 同时肿瘤细胞表面的 B7 分子与 T 细胞表面的 CD28 相互作用提供信号 2; 第三种方式为转移的顺式共刺激, 即肿瘤细胞释放的可溶性抗原被 APC 摄取, 加工递呈给 MHC 形成多肽-MHC 复合物, 与 TCR 相互作用提供信号 1, APC 表面的 B7 分子与 CD28 相互作用提供信号 2。在此三种共刺激方式中, 以肿瘤细胞同时提供信号 1 和信号 2 的顺式共刺激方式最为有效。目前的研究表明, 除少数的 B 细胞淋巴瘤以外, 肿瘤细胞不表达 B7 分子, 因此不能以最有效的顺式共刺激方式活化 T 细胞。缺乏共刺激信号是肿瘤细胞逃避机体免疫监视的重要原因之一。通过转染 B7 基因, 修饰型瘤细胞与野生型瘤细胞相比, 以更有效顺式共刺激方式活化 T 细胞。肿瘤细胞表面存在许多抗原表位, 但是只有极少数的表位能够活化 T 细胞, 这也解释了机体对肿瘤的低反应性。

3. B7 分子与肿瘤免疫治疗

共刺激分子 B7 家族对激活和抑制 T 细胞免疫非常关键。大多数肿瘤细胞表面不表达共刺激分子 B7, 或表达水平很低, 不能使 T 细胞活化, 从而使肿瘤细胞能够逃逸机体免疫的监视。若能使肿瘤细胞 B7 分子表达增加, 则能增强肿瘤细胞的免疫原性, 从而能激活 T 细胞产生抗肿瘤免疫效应。

（1）B7 基因导入肿瘤细胞: 在多数人类肿瘤及鼠的肿瘤上, B7 分子通常是不表达的, 或表达水平很低。因此, 即使肿瘤细胞表达正常的抗原多肽-MHC-I 类分子复合体, 共刺激信号的缺乏也使之不足以介导细胞免疫应答。利用转基因技术, 将其刺激因子 B7-1 基因导入肿瘤细胞后, 可促进肿瘤细胞表面 B7 的表达, 明显增强肿瘤细胞的免疫原性, 使之作为抗原提呈细胞更有效地激活 T 淋巴细胞以增强抗肿瘤免疫应答。将 B7-1 基因转入两种非霍奇金淋巴瘤 (EL4, TML4)、肥大细胞瘤 (P815) 和黑素瘤 (E6B2) 肿瘤细胞系后, 所有这些肿瘤均被排斥。将 B7-1 转染骨髓瘤 B16BL6 或 K1735-m2 等细胞系中, 不仅导致原发肿瘤清除，同时可以清除转移灶。而在非免疫系统肿瘤，如纤维肉瘤细胞系 MCA101、MCA102 和 Agl04 中，肿瘤继续浸润生长。提供共刺激信号对免疫系肿瘤和非免疫系肿瘤的效果不同，因为免疫系肿瘤本身可提供信号 1，仅缺乏信号 2，通过在细胞表面转染 B7-1 或 B7-2 可恢复共刺激能力，使免疫系肿瘤被清除；而非免疫系肿瘤缺乏信号 1，即使提供共刺激信号也不能激活 T 细胞，不能清除肿瘤细胞。B7-1 和 B7-2 分子可通过 T 细胞上的 CD28 引起共刺激信号转导，活化 CD8$^+$T 细胞，清除肿瘤细胞。

（2）B7 分子与细胞因子的联合治疗：目前认为，除 B7. CD28 的共刺激作用外，细胞间黏附分子（ICAMs）、淋巴细胞功能相关抗原（LFA-3）、血管内皮黏附分子（VCAM-1）、热稳定抗原（HSA）等也提供共刺激信号。因此，对于弱/无免疫原性的肿瘤，应用多基因联合导入或与其他细胞因子协同作用的方式来增强其免疫原性是一种理想的选择。

将 B7-1 基因和 ICMA-1 基因同时转染到肿瘤细胞中，能诱导机体产生抗肿瘤免疫排斥反应，激发炎症反应，且二者具有协同作用而不表达 ICMA-1，只表达 B7-1 基因的肿瘤细胞并没有诱导出抗肿瘤免疫反应。

IL-12 可促进 Thl 细胞诱发的免疫反应，介导活化 T 细胞或 NK 细胞的直接有丝分裂和 IFN-y 的分泌，扩大 NK 细胞识别和溶解表达 B7 分子的靶细胞的能力。采用鼠大脑肿瘤模型研究发现，用 B7-1 转染的肿瘤细胞和重组 IL-12（rIL-12）共同免疫小鼠比二者单独免疫更加有效，而同时表达 B7-1. ICAM-1 的肿瘤细胞和 rIL-12 共同免疫小鼠能明显延长生存期。

B7 和 GM-CSF 的联合通过向肿瘤细胞内转导 GM-CSF 基因，肿瘤细胞免疫原性得到增强，而且 GM-CSF 具有激活专职 APC 的作用，在体内能诱导较强的抗肿瘤免疫反应。

IFN-V 可上调 MHC-I 类分子的表达，提供 T 细胞活化所需的第一信号，B7 分子提供 T 活化所需的第二信号，因此两者的联合将促进 T 细胞的活化，且第一信号和第二信号的结合促使 APC 的功能处于最佳状态，致使癌细胞能直接接触肿瘤特异的细胞毒性 T 淋巴细胞，获得了有效的抗肿瘤免疫反应。

（3）B7-1 免疫毒素：将抗 B7-1 单克隆抗体和毒素 Saporin 融合形成抗 B7-1 免疫毒素治疗霍杰金淋巴瘤，结果显示抗 B7-1 免疫毒素对 R-S 细胞株有很好的细胞毒性作用，可应用于体内去除 R-S 细胞，对不表达 B7-1 的上皮细胞、内皮细胞或造血细胞则无细胞毒性作用。另一方面，全身应用抗 B7-1 免疫毒素时将暂时破坏活化的抗原提呈细胞（APC），但这不影响机体的原发性免疫反应和对微生物的防御，反而 APC 的短暂破坏可以阻止机体对抗体和毒素的排斥反应，因此可重复注射免疫毒素。

（4）可溶性重组 B7-IgG：把编码 B7-1 或 B7-2 的 DNA 加入鼠的 IgG2a 抗体的基因组 DNA 中形成重组 B7-IgG2a 融合蛋白，B7-IgG2a 融合蛋白可通过 B7 与 T 细胞上的 CD28 结合，通过 IgG2a 的 Fc 段和抗原提呈细胞上的 FC 受体结合，B7-IgG 结合到 T 细胞上提供活化的第二信号，加强了在抗原提呈过程中 APC 和 T 细胞之间的相互作用，结合化疗可引起肿瘤缩小，最终可致治愈性的免疫反应。

（5）B7 联合抗血管生成药：免疫治疗针对小的肿瘤（直径<0.3cm）一般是有效的，而大的肿块（直径>0.3cm）对免疫治疗则有抵抗力，因而仅仅转移共刺激分子到大的肿瘤上则效果不佳。血管形成在恶性肿瘤的发生发展中起着重要作用，抗血管形成治疗成为恶性肿瘤治疗的一条新途径。联合应用免疫治疗和抗血管形成治疗有可能增强 B7 抗肿瘤免疫效应。抗血管生成药可造成肿瘤血管的塌陷和肿瘤坏死，从而抑制肿瘤生长，而 B7-1 则被用来刺激抗肿瘤免疫，二者合用可刺激肿瘤特异性的抗肿瘤免疫以去除大肿瘤。把编码 B7-1 基因的 cDNA 注入小鼠大的 EL-4 肿瘤上，24 小时后注抗血管生成药，2~6 周内肿瘤完全消失。二者的联合应用上调了热休克蛋白 P70 在肿瘤细胞上的表达，促进了 CTL 细胞的抗肿瘤作用。

另外还有研究将 T 细胞改造，使其表达一种 B7-1 与抗 CEA 的融合蛋白。结果发现 T 细胞的存活率提高，同时也提高了其特异性抗肿瘤的活性。

4. 问题与展望

虽然转导 B7 分子进行免疫治疗取得了一定的疗效，但仍存在许多问题：

(1) 肿瘤微环境中 APC 不表达 B7 分子：针对转 B7 基因的肿瘤细胞，宿主抗原递呈细胞表达 B7 分子对于抗肿瘤免疫是非常重要的。在 B7+ 瘤细胞诱导的免疫反应中，CD4+ 和 CD8+T 细胞都有参与。抗肿瘤 CTL 的活化需要肿瘤部位抗原递呈细胞的辅助，因为抗肿瘤 CTL 并不在淋巴组织内，而是在肿瘤病灶内成熟。然而微环境中的树突状细胞（体内最强大的抗原递呈细胞）可能不表达 B7 分子，也不能被 GM-CSF 活化，而且与这种树突状细胞接触的 T 细胞，再接触正常的抗原递呈细胞也不能被活化，因此不能激发有效的抗肿瘤免疫。

(2) 转 B7 基因的瘤细胞可能诱导 IL-10 的分泌，从而抑制免疫反应：用转 B7 基因的黑色素瘤细胞刺激 PBMC 时，产生了高水平的 IL-10，用抗 IL-10 的单抗中和其作用后，促进了细胞增殖以及 IL-2 和 IFN-7 的分泌。因此在利用 B7 基因修饰的瘤细胞作为疫苗治疗肿瘤时，应考虑产生 IL-10 的可能性。

(3) 转 B7 基因动物对某些肿瘤模型 B7 基因治疗的疗效有限：有研究表明，转 B7 基因的小鼠，角化细胞恒定表达 B7-1 分子，但用化学致癌物刺激时，其肿瘤发病率并没有显著下降。此结果表明，单独转染 B7 基因对于某些类型的肿瘤并不一定能诱导有效的抗肿瘤免疫。

近年来关于 B7 分子家族的研究已经取得巨大进步，但人们尚未完全清楚其分类和功能以及作用的机制，而有关 B7 分子在肿瘤免疫逃逸中的作用，人们了解得依然有限。随着研究的更加深入，B7 分子在肿瘤免疫逃逸中的作用必定会更加清楚，有理由相信将来 B7 分子的研究成果会在肿瘤的基因治疗中占据一席之地。

（五）程序死亡受体

1. 程序死亡受体-1 及其配体的分子结构与分布

程序死亡受体-1（programmed death-1，PD-1）也称 CD279，是一个属于 CD28/CTLA-4 免疫球蛋白超家族的免疫抑制性受体。其结构类似于 CTLA-4，胞外区由一个单一的 IgV 样区域组成，胞内区保留有一个免疫受体酪氨酸依赖抑制基序（immunoreceptor tyrosine-based inhibitory motif，ITIM），但缺乏 B7-1/B7-2 连接要求的 MYPPPY 基序，和 CTLA-4 有 23% 的同一性。PD-1 和 CTLA-4 提供的信号抑制 T 细胞活化，下调免疫反应，在维持 T 细胞稳态方面起关键性作用。PD-1 的配体已被证明有两个，分别为 PD-1L（又称 B7-H1）和 PD-2L（又称 B7-DC）。

PD-1 的独特性在于广泛表达于衍生自造血组织的细胞，组成性表达于一些 CD4-CD8$^+$ 胸腺细胞、不成熟的 B 细胞和一些外周 T 细胞，活化后诱导性表达于 T 细胞、NK/T 细胞、B 细胞、单核细胞和髓样细胞表面，主要受 TCR 或 BCR 信号的诱导表达。TNF 可增强 PD-1 在这些细胞表面的表达。

PD-1L 广泛表达于多种正常细胞和肿瘤细胞，到目前为止，应用免疫组织化学方法，已先后在乳腺癌、肺癌、胃癌、肠癌、食管癌、卵巢癌、宫颈癌、肾癌、膀胱癌、胰腺癌、神经胶质瘤、黑素瘤等人类肿瘤组织中检测到 PD-1L 蛋白的表达，且 PD-1L 的表达水平和患者的临床病理特征及预后紧密相关。而 PD-2L 仅表达于 DC。PD-1L 与 PD-1R 结合后能抑制 T 细胞、B 细胞功能，从而介导肿瘤免疫逃逸，促进肿瘤生长。

2. PD-1/PD-1L 的生物学作用

在众多的共刺激信号中 PD-1 与其 PD-1L 结合后通过 PD-1 胞质的两个酪氨酸残基（ITIM）、免疫受体酪氨酸交换模体（immunoreceptor tyrosine-based switch motif，ITSM）与下游的信号分子作用而发挥对 T 细胞功能的负性调控。

APC 上的 PD-1L 和共刺激分子 B7-1/B7-2 的水平共同决定了 T 细胞活化的程度。与 CTLA-4/CD28 分子途径相比，CTLA-4/CD28 分子途径的负调控作用于初始和效应性的 T 细胞；而 PD-1L/PD-1 信号途径的负调控作用针对效应性的 T 细胞，发生在效应性 T 细胞活化的起始和主要效应阶段。目前研究表明 PD-1L 在正常组织中调节器官特异性耐受，在肿瘤组织中导致肿瘤细胞的免疫逃避。

3. PD-1L 与肿瘤免疫逃逸

PD-1L 的表达上调能增加抗原特异性 T 细胞的凋亡，导致体内免疫原性肿瘤的生长。许多肿瘤细胞株表面可表达 PD-1L 或在 IFN-7 诱导作用下高表达 PD-1L，它与其受体 PD-1 相互作用，导致肿瘤抗原特异性 T 细胞凋亡，使肿瘤细胞逃脱机体免疫监控。体外实验表明，转染 PD-1L 的人类黑素瘤细胞株 624mel（天然不表达 PD-1L 分子）可诱导 $CD8^+CTL$ 的凋亡。正常情况下，$CD8^+$ CTL 通过识别 624mel 的 HLA-A2 中 gp100 抗原表位对 624mel 进行杀伤，但转染 PD-1L 的 624mel 对 $CD8^+$ CTL 的识别和杀伤有明显抵制作用，同时未经转染 PD-1L 的 624mel 均受到 $CD8^+$ CTL 的杀伤作用。通过转基因方式使 PD-1L-P815 肿瘤细胞表达 PD-1L，可使 P815 细胞对特异性 T 细胞抗原受体介导的、通过细胞毒性 T 细胞产生的溶胞作用易感性降低，同时这种 P815 细胞在宿主体内的肿瘤诱发能力和侵袭能力明显增强。但是，通过 PD-1L 单抗进行阻断可逆转上述结果。内源性的 PD-1L 同样可以有效抑制 T 细胞的活化及其功能的发挥，同时下调细胞因子的表达和分泌。因此，阻断 PD-1/PD-L1 的信号途径已经成为抗肿瘤免疫的一个重要手段，它可通过激活 T 细胞来起到连接主动免疫和被动免疫的桥梁作用。PD-1L 在肿瘤免疫逃逸中具体机制目前尚不清楚，可能因素有：①促进 T 细胞的凋亡：PD-1/PD-1L 途径能促进肿瘤细胞表达 FasL，进而促进 T 细胞凋亡。②阻滞细胞增殖周期：PD-1L 与其受体 PD-1 结合，启动了 G0/G1

检查点，使大多数的细胞被阻滞在细胞增殖周期时相，限制了进入细胞周期的细胞数。③抑制细胞因子的分泌：PD-1/PD-1L 途径在抑制 T 细胞增殖的同时也影响很多细胞因子的分泌，如 IL-2 和 IFN-γ 分泌的下调，这在一定程度上下调了机体免疫应答。

4. PD-1/PD-1L 与肿瘤的治疗

研究表明，肿瘤细胞以及肿瘤微环境中的 APCs 表达的 PD-1L 均可经 PD-1/PD-1L 信号通路抑制肿瘤抗原特异性 T 细胞的活化，下调 T 细胞介导的肿瘤免疫应答。因此，干预 PD-1/PD-1L 信号通路有望成为肿瘤免疫治疗的新策略。

（1）应用抗 PD-1L 单抗或其他分子封闭 PD-1L：应用抗 PD-1L 单抗治疗荷瘤小鼠模型，能明显抑制局部肿瘤生长，并表现出良好的完全缓解率。将活化的 CTL 联合抗 PD-1L 单抗治疗荷瘤小鼠模型，相比较于单纯的 CTL 治疗，能有效提高荷瘤小鼠的远期存活率。小鼠体内实验亦表明，阻断 PD-1/PD-1L 信号可以促进肿瘤抗原特异性 T 细胞的增殖，发挥杀伤肿瘤细胞的作用，从而有效提高植入体内的 T 细胞存活率，增强免疫治疗效果。应用可溶性 PD-1（sPD-1）封闭肿瘤细胞和脾细胞上的 PD-1L 后，不仅增加了肿瘤内部 $CD3^+T$ 细胞的数量，而且可以调节细胞因子和共刺激分子的表达，从而促进抗瘤免疫。

在非小细胞肺癌中，PD-1 上调与肿瘤浸润 $CD8^+T$ 淋巴细胞的功能障碍有关。通过 PD-L1 特异性抗体阻断 PD-1/PD-L1 途径，可部分恢复细胞因子的产生和肿瘤浸润 $CD8^+T$ 淋巴细胞的增殖。CT-011 是一种人源化 PD-1 单克隆抗体，已在进展期血液肿瘤中进行 I 期临床试验，显示较好的抗肿瘤作用。应用抗 PD-1 药物 MDX-1106 治疗难治性实体瘤，包括转移性恶性黑色素瘤、结肠癌、去势抵抗的前列腺癌、非小细胞肺癌或肾癌。病人给予静脉注射不同剂量的（剂量逐步升级）MDX-1106，结果显示出 MDX-1106 有明显的抗肿瘤效应，且这种效应与肿瘤细胞表面的 B7-H1 的表达明显相关。

（2）制备含有 PD-1 疫苗：用 C57BL26 小鼠的前列腺癌细胞系 RM-1 制备细胞膜，并用糖基化磷脂酰肌醇（glycosyl phosphatedylnostol，GP）将 PD-1 锚定在肿瘤细胞膜上，制成抗肿瘤疫苗，这样既提供了第一信号，同时提供了第二信号，诱导抗肿瘤免疫反应，保护小鼠对野生型肿瘤细胞的侵袭。

（3）促进肿瘤消退：通过基因敲除技术发现，与 CTLA-4/T 和野生型 T 相比，PD-1-/-T 能更有效地促进肿瘤消退。此外，主动转染肿瘤特异性的 $CD8^+T$ 细胞，可抑制 PD-1I7/$PD-1^+$ 而非 $PD-1L^+$/$PD-1^+$ 肿瘤的生长，表明在体内，若 $CD8^+T$ 细胞也表达 PD-1L，针对 $PD-1^+$ 肿瘤的强大的 $CD8^+T$ 细胞的应答将受到抑制。因此，针对 PD-1 及 PD-1L 的抗体均可增强 T 细胞应答，介导和维持有效的抗肿瘤免疫应答。

5. 问题与展望

阻断 PD-1/PD-1L 途径已显示出在肿瘤治疗中的作用，但目前的肿瘤免疫治疗都难以使肿瘤完全消退，总体效果尚不尽如人意。当中和性抗体与广泛表达于人体各个组织和细胞上的 PD-1L 结合时，可以增强 T、B 淋巴细胞的增殖、活化，产生保护性的 IL-2、INF-y 和 IL-10 等细胞因子。但目前，中和性抗体试验还有待完成。在采用移植 T 细胞或接种肿瘤疫苗的肿瘤免疫治疗方案中，同时干预 APC 或肿瘤细胞与 T 细胞间的 PD-1/PD-1L 信号通路，有可能进一步加强抗肿瘤效应。

PD-1/PD-1L 可能在维持机体正常免疫耐受中发挥重要的作用，并参与肿瘤免疫逃逸。但我们尚不清楚 B 细胞和巨噬细胞上 PD-1 的功能；PD-1 不仅调节 T 细胞的耐受，还调节 B 细胞耐受以及抑制性巨噬细胞的功能，而有关 PD-1 及其配体的表达刺激物我们还知之甚少。B 细胞、T 细胞及巨噬细胞上 PD-1 和 PD-1L 间的双向作用可能是过继免疫和先天免疫间的联系通路。PD-1 及其配体信号通路的分子机制也有待进一步的研究。这些将帮助我们深入了解 PD-1/PD-1L 通路调节 T 细胞活化和耐受的机制，更可将其应用于临床，为肿瘤性疾病、自身免疫性疾病和感染性疾病带来新的治疗策略。

参考文献

[1] 王刚. 中西医结合肿瘤治疗学[M]. 上海:上海交通大学出版社, 2019.

[2] 索兰. 介入肿瘤学 影像引导下肿瘤治疗的理论与实践[M]. 沈阳:辽宁科学技术出版社, 2019.

[3] 刘鲁明, 陈颢. 肿瘤微创的康复治疗[M]. 北京:科学技术文献出版社, 2019.

[4] 钱其军. 肿瘤的精准免疫治疗[M]. 上海:上海交通大学出版社, 2019.

[5] 易子寒. 实用肿瘤诊断与治疗决策[M]. 长春:吉林科学技术出版社, 2019.